專家應診

更年期綜合症

中醫治療與生活調養

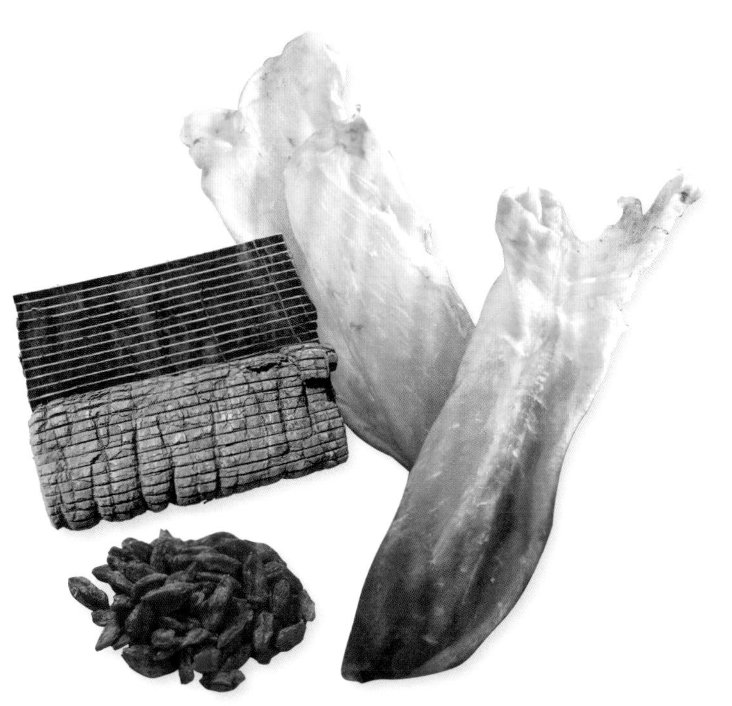

梁浩榮 編著

前言

更年期是每個人都會經歷的特殊階段，亦是人生旅途的中轉站。若按年齡界定，女性通常在 45 歲至 55 歲之間，停經超過一年，即代表進入更年期。有些人以為更年期只是女性的「專利」，其實不然，男性也有更年期。雖然男性沒有女性那樣明確的更年期年齡界限，但根據男性生理變化，一般認為男性在 50 歲至 60 歲處於更年期。

無論男性或女性，進入更年期後身體或多或少會出現一些轉變，包括生理和心理的變化，這是生命過程中必然的發展規律。中醫典籍《黃帝內經》對人體的生理演變有精闢論述，如「女子……六七，三陽脈衰於上，面皆焦，髮始白；七七，任脈虛，太沖脈衰少，天癸竭，地道不通，故形壞而無子也」，又曰「男子……七八，肝氣衰，筋不能動；八八，天癸竭，精少，腎藏衰，形體皆極，則齒髮去」。文中指出女性七七之齡（49 歲）及男性七八之歲（56 歲），臟腑經脈氣血漸而虛衰，天癸枯竭，因而女性月經停閉，男性精少形萎。中醫學認為「天癸」這種物質是男女體內一種與性功能和生殖有關的微量物質，相當於現代醫學所指的垂體、卵巢或睾丸產生的內分泌激素。天癸枯竭，亦即體內雌激素和睾丸酮衰退，致使人體在更年期出現各種變化。如女性出現潮熱盜汗、失眠多夢、皮膚乾澀、情緒波動等症狀，輕者不影響生活工作，嚴重者則有紛擾複雜的病症，即所謂的「更年期綜合症」。女性的更年期綜合症尤為明顯，常常讓更年期女士感到困擾。當然男性也有類似症狀，不過整體程度較女性為輕。

根據症狀表現，更年期綜合症歸屬於中醫學「鬱證」、「不寐」、「虛勞」、「婦人臟燥」範疇。調治法則有疏肝解鬱、滋補肝腎、寧心安神、益氣養血，綜合運用中藥內服、藥膳湯水、食療茶方、穴位按摩等療法，有助紓緩更年期綜合症、調節內分泌系統及改善體質。

日常調護，除了重視身體生理變化外，心理變化也不能忽視。更年期人士較易出現憂鬱沮喪，易激動和發脾氣，或者缺乏自信。這些不良情緒不僅影響個人身心健康，還會影響到人際關係。故此更年期人士要學會控制情緒，保持心境愉快至關重要，而家人、朋友、同事的包容和支持，也是一帖「療癒良方」。

總而言之，在更年期這個人生旅途的中轉站，平時通過整體調護，從飲食、運動、作息、情志、體重管理及皮膚護理等方面入手，配合中醫調治保健，將有利於中年人士安度更年期，以健康快樂的身心狀態，迎接人生的下半場。

自序

身體陣陣烘熱出汗、心跳加速、皮膚乾澀、月經失調等症狀，是女性收經前後常見的身體問題。中醫學稱之為「經斷前後諸證」或「更年期綜合症」。其成因與人到中年，身體生理功能減退，精血不足，天癸枯竭有關，加上精神壓力與社會環境的影響，在接近 50 歲的生理轉折時期，體內陰陽失調，氣血失常，從而產生上述的一系列症狀。

更年期綜合症並非單一症狀，而是包括了生理與心理變化的多個症候群。症狀輕重因人而異，輕者僅有輕度不適，持續時間較短，一般數月便會自行消失；重者症狀明顯，時間可遷延數年，影響了生活和工作。

由於男女生理特點不同，女性在更年期的身體變化較男性明顯，情緒亦較易波動，加上有停經作為判別更年期的參考指標，所以更年期綜合症多與女性扯上關係。筆者平時在門診觀察到，因更年期不適而求診的患者絕大部分是女性，個別女性還對更年期綜合症表現得緊張焦慮甚至感到害怕。而男性求診者相對較少。一來可能男性對更年期沒有清晰的概念，或將更年期出現的問題簡單地歸屬於「中年危機」；二來男性即使知道身體問題與更年期有關，但通常不以為意，又或者諱疾忌醫。由此可見在對待更年期綜合症的態度上，男性與女性形成了有趣的反差。

以上這兩種態度都是不正確的。對進入或即將進入更年期的中年男女而言，對待更年期綜合症既不能抱住「大安主義」，也不必過於緊張焦慮。只要在態度上予以重視，在症狀明顯、影響至生活工作的時候，通過合理的治療，或在日常生活中採取適當的保健措施，是完全可以克服更年期身體轉變所帶出的健康問題。

撰寫本書之目的，乃在於向社會大眾傳遞有關更年期的保健知識。筆者主要從中醫角度講述更年期綜合症的成因、各種療法的運用以及不同體質的保健方案。書中以臨床模擬案例為引子，採用小故事的形式，詳細解說中年人在更年期所遇到的各種身體問題並分享調治方法。雖然大部分案例以女性為主角，不過亦適合男性作參考對照。全書語言力求通俗易懂，避免過多艱澀的專業術語，以便讀者閱讀和理解。

冀望本書對中年人安度更年期有所裨益，為進入健康快樂的老年生活打好基礎。

梁浩榮

目錄

第三章　治療與調理

病症病機

調治法則

方藥應用

湯茶調理

第四章 穴位保健

第五章 個人化保健方案

第1章

更年期概述

女性更年期

女性更年期的界定

女性更年期是指婦女停經前後的一段日子，是卵巢功能逐漸衰退直至完全消失的一個過渡時期，又稱「圍絕經期」。整個圍絕經期又可分成：絕經前期、絕經期（月停經止）和絕經後期（停經1年以後）。

女性進入更年期的年齡因人而異，與遺傳、體質、地域、氣候、種族、營養等因素的影響有關。女性更年期可按生理年齡和卵巢功能進行界定。

按生理年齡界定

女性在45歲至55歲左右，如果一年內沒有月經來潮，即代表進入更年期。據統計，我國女性停經平均年齡為49.5歲，其中香港女性停經的中位數為51歲。

隱性更年期

隨著社會節奏加快、生活模式改變，現代女性的更年期年齡有提前趨勢。個別女性提前到39歲，雖然未完全停經，但提早了出現更年期症狀，被稱為「隱性更年期」，意味著卵巢功能過早衰退、雌激素分泌減少。

按卵巢功能界定

按卵巢分泌雌激素和孕酮水平進行劃分。對於手術切除子宮，但仍保留卵巢；或移除兩側卵巢的女性，手術、雌激素和孕酮泌水平下降均可視為更年期的起點。

有研究顯示，切除子宮的女性，更年期一般會提前而至，平均年齡大約是 45 歲。通常在術後 2 周即可出現更年期症狀，術後 2 個月達至高峰，可持續 2 年之久。

女性更年期的身心變化

卵巢功能衰退是女性在更年期出現一系列變化的主要原因。隨著年齡增長，女性體內雌激素分泌越來越少。絕經後的雌激素水平會下降至絕經前正常水平的 20% 左右，由於缺乏雌激素的維護，女性身體會出現各種更年期症狀，心理也會發生改變。

生理變化

常見症狀包括：潮熱盜汗、心悸失眠、月經紊亂、疲倦乏力、膚乾眼澀、陰道乾涸、骨質疏鬆等。

心理變化

情緒變得憂鬱煩躁、精神緊張、容易激動、缺乏自信、記憶力衰退、難以集中精神。

男性更年期

男性更年期的界定

由於生理上的差異，男性更年期不像女性更年期那樣具有相對明確的年齡界定，男性出現更年期症狀的年齡也較女性分散，因此較難確定發生的時間與過程。還有男性沒有絕經這個更年期信號，而且更年期症狀出現的機率也比女性低，以致有些人誤認為男性沒有更年期，或者只是將之解讀為男性的「中年危機」，其實這種認識是不正確的。

男性在 40 歲以後，體內雄性激素分泌逐漸減少，特別是睾酮水平衰減，當雄性激素下降到一定程度時，便會出現與女性更年期部分類似的症狀。這種因雄性激素減少而出現的生理和心理變化過程，就是男性更年期。男性更年期又有另一種叫法，即「老年男性雄性激素部分缺乏症候群」。調查顯示大約 40% 的男性在 40 歲至 60 歲時會經歷更年期某些症狀，部分男性在 30 來歲就出現，也有人會到了 60 多歲才有症狀。通常認為男性更年期的年齡階段在 50 歲至 60 歲左右。

男性更年期的身心變化

男性更年期的身體變化某程度上比女性更為複雜，不能只解讀為「中年危機」。事實上，男性更年期不僅包含生理、心理方面的變化，還涵蓋了社會互動層面、性愛及精神活動層面的改變。

生理變化

常見症狀包括：潮熱煩熱、容易失眠、疲倦乏力、性慾降低或性功能障礙、肌肉鬆弛、體重增加。

心理變化

情緒變得憂鬱沮喪、焦慮易怒、活力減低、對周圍事物缺乏興趣、記憶力下降和注意力不集中。

更年期是人生的中轉站

人到中年，走過了人生的上半場，經歷過不斷的努力，品嘗過各種甜酸苦辣，終於攀上人生的最高峰。在巔峰舉目遠眺，此時此刻的心情，可謂是百般滋味在心頭的。既有「會當凌絕頂」的成功喜悅、能夠欣賞到彩霞滿天的歡愉，也有「黃昏夕陽西下」的無奈和慨嘆。因為接著就要下山，走進人生的下半場。

其實不必慨嘆，可以從一個新的角度去看人生旅途的攀山和下山。攀山是朝著人生目標不斷努力進取，不管最終成功與否，在這個攀登過程中總是帶著美好的、期望的心態積極去面對。然而下山並不等於走進人生的下坡路，這只是一個新的開始，還有很長的路要走。到了這個人生旅途的轉變時期，擁有好的心態是十分必要和重要的。

現代人平均壽命越來越長，最近有調查顯示香港男性和女性的平均壽命分別為 81.2 歲和 87.3 歲，意味著過了更年期還有 20 多年至 30 年要生活。如何令人生的下半場活得精彩亮麗？這就需要在更年期調整好心態，做好充分的準備，以良好的身心狀態揮灑自如地踏入新旅程。

不論男性或女性，都應正確認識更年期的意義。更年期是生命周期必經的一個生理、心理和生活模式轉變的自然階段，它並不是衰老的印記。相反地，它標誌著一個新的開始。在這個轉變過程中，生理和心理上會發生一些變化，或者出現某些不適症狀，這都是自然而正常的，也是暫時性的，並非持續性的病態，當身心找到新的平衡點，一切便會回復正常。

所以，不必擔憂更年期的到來。正處於更年期的人士可以把它視作人生旅途的一個中轉站，一個健康加油站，一個給身心放鬆的假期。不妨把生活和工作的節奏放慢，讓自己靜下來，好好休養生息，享受上天賜予的「悠長假期」，以從容積極的心態面對更年期的生理和心理轉變，做好充分的預防和保健措施，迎接健康快樂的人生下半場。

第2章

更年期的護養

飲食有節 營養均衡

更年期人士身體機能出現不同程度的減退，脾胃消化吸收功能隨之減弱。若要延緩老化，在飲食上應注意營養均衡，選擇食物既要針對更年期的身體狀況，又要做到種類多樣化和合理搭配，這是保證更年期健康的首要條件。

俗話說「藥補不如食補」，食物對維持身體健康起到重要的作用。更年期人士可以從中醫「虛則補之」的角度選擇食物，由於更年期處於陰血漸虧的變化階段，所以應適量多食具有滋陰養血功效的食物，例如雪耳、黑木耳、黑豆、黑芝麻、海參、花膠、雞蛋、瘦肉、鴨肉等，都適合不同體質的更年期人士食用，尤其女性更加合適。若從現代營養學角度選擇食物，更年期人士應加強補充維他命和鈣質。

宜食食物	原因及作用
全穀類粗糧、糙米、小麥、麥片等	含有豐富的維他命B雜以及鎂、鐵、鋅等礦物質，對紓緩更年期焦躁不安的情緒、改善失眠和促進消化都有幫助。
豆類以及豆製品食物，如黃豆、豆漿、豆腐	含有豐富的維他命 B_1、B_2、鐵、鈣和大豆異黃酮素，後者又被稱為「植物性女性荷爾蒙」，能夠紓緩更年期婦女因雌激素減少所帶來的不適症狀，還能降低血脂與膽固醇，有效預防心血管疾病、骨質疏鬆等更年期多種容易患上的疾病。
牛奶和奶製品	含有豐富鈣質和多種氨基酸，可以補充更年期的鈣質流失，同時能夠改善更年期睡眠質量。其中酸奶乳酪還能調整腸道吸收功能，促進營養吸收。
新鮮水果如橙、柑、蘋果、提子、香蕉等	更年期人士不可或缺的天然健康品。這些水果維他命B、C含量非常豐富，抗氧化和預防血管硬化的作用較強，能夠有效延緩機體退化速度，紓緩皮膚乾燥鬆弛，並能促進腸胃蠕動，從而改善更年期人士常見的便秘問題。

素體虛弱、貧血或月經過多的更年期婦女還應多食肉類和蛋類，如瘦肉、牛肉、雞肉、雞蛋及海魚、海蝦、生蠔等，均是營養豐富的食物，不僅能為身體增加熱量，改善怕冷和貧血，還能補充蛋白質、鈣質和鐵質，預防肌肉鬆軟、骨質疏鬆。

除了正餐注意食物合理配搭，平時也可食一些堅果類食物，作為正餐以外的有益零食，如核桃、杏仁、開心果、腰果、栗子、松子、榛子、葵花子等。這些堅果富含多種維他命、微量元素、不飽和脂肪酸和磷脂，具有清除自由基、抗氧化、調節新陳代謝、降低膽固醇及穩定血壓的良好作用。多食可延緩動脈硬化，預防更年期心腦血管疾病，並能改善記憶力，增加皮膚彈性，防止皺紋和色斑。

總之，更年期人士的食物選擇應做到多元化，素葷配搭合理，以保證營養均衡為首要前提。此外還應儘量少食或不食辛辣過鹹、肥膩煎炸、刺激性食物和甜品，如辣椒、鹹肉、烈酒、咖啡、濃茶等皆屬不宜。至於食量方面宜少食多餐，餓飽有度，每餐不宜吃得過飽，以免影響腸胃消化吸收功能。

調理臟腑 藥食並施

更年期的生理變化是由腎陰不足開始，若陰虛程度不嚴重，更年期症狀可能不太明顯，即使有不適症狀，通常程度較輕，持續時間也較為短暫。不過，如果素體虛弱，或久病大病耗傷陰血，陰虧血少，則容易引致病理變化，逐漸出現陰損及陽，以致陰陽失調、臟腑功能紊亂，這時就會出現複雜的症狀。

中醫學認為腎為先天之本，主生長發育與生殖。人到了更年期，腎氣腎陰漸而虧虛、天癸衰竭，更年期綜合症——潮熱盜汗、腰痠膝軟、頭暈耳鳴、記憶力減退等問題便一一浮現。這些症狀涉及人體五臟在更年期所發生的功能紊亂。

五臟	功能	更年期症狀
肝	主疏泄，肝氣宜疏不宜滯	更年期常有的情志失調，抑鬱寡歡、焦慮緊張等不良情緒均與肝氣鬱結有關。
脾胃	後天之本，氣血生化之源	更年期人士身體均有不同程度的氣血不足，疲倦乏力、心悸頭暈、眼花視矇等症狀亦與脾胃功能減弱，化生氣血乏源息息相關。
心	主血脈，藏神	臟腑功能失調，心的生理功能受到影響，以致心神不寧，故而出現失眠夢多、驚悸不安的症狀。
肺	主氣、主皮毛	更年期陰血津液虧虛，肺氣無以輸佈陰津潤養肌膚，故可見皮膚乾燥瘙癢、膚色暗淡無華、皺紋明顯增多。
腎	先天之本，主水，藏精	更年期人士常有腰膝酸軟、下肢浮腫、頭暈耳鳴、記憶力減退等症狀，與腎氣不足、腎精虧虛有關。

針對更年期各種不適症狀，除了多食健康有益的食物之外，還可選擇性味平和、具有補腎滋陰、疏肝理氣、健脾養胃、寧心安神、補肺益氣功效的中藥，採用中藥與食物相互配搭的方式綜合調理臟腑，以促進臟腑功能協調、氣血暢旺，保證更年期人士在這個特殊階段的身體健康。

調理臟腑中藥與食物表

	中藥	食物
補**腎**滋陰	生地、熟地黃、黃精、沙參、玉竹、菟絲子、枸杞子、桑椹子、龜板、肉蓯蓉、阿膠	龍眼肉、羅漢果、無花果、雪耳、黑木耳、黑芝麻、黑豆、百合、蓮子、西洋菜、霸王花、白菜乾、海底椰、蓮藕、髮菜、豬腰、鮑魚、蠔豉、江瑤柱、響螺、鴨腎、水鴨、水魚、生魚、花膠、烏雞、乳鴿、鵪鶉
健**脾**養胃	茯苓、白朮、黨參、淮山、厚朴、砂仁、沙參、石斛	木瓜、紅蘿蔔、黃豆、眉豆、扁豆、陳皮、瘦肉、豬肚、豬腳、雞鴨、鵪鶉

	中藥	食物
疏**肝**理氣	柴胡、枳殼、鬱金、薄荷、合歡皮、綠萼梅	玫瑰花、茉莉花、柚子、青皮
寧**心**安神	酸棗仁、柏子仁、茯神、天冬、麥冬、遠志、牡丹皮、玄參、地骨皮	龍眼肉、紅棗、枸杞葉、大麥、小麥、豬心
補**肺**益氣	人參、黨參、太子參、黃芪、沙參、百合、玉竹	花生、木瓜、雪耳、黑木耳

根據更年期症狀及個體的體質狀況，將以上藥物與食物進行合理配搭，便能製作出各種具有保健功效的藥膳湯水或茶方，以作為中藥調治之外的日常保健措施，這對增強更年期人士的體質、紓緩不適症狀有積極的效用。

起居作息 養好習慣

更年期人士要想身心健康、精力充沛，就要在起居作息上養成良好習慣，順應「日出而作，日落而息」的自然規律，做到早睡早起，不要熬夜。

中醫學認為人體在夜間睡眠，血歸於肝，神守於心，身心得以休養生息，陰血得到充養，化生腎精，從而安調先天之本、生命之源，達到延年益壽目的。經常熬夜會耗傷陰血，致使陰虛血少、腎精不足，更年期常見的潮熱盜汗、心悸腰痠等陰虛症狀將會更加嚴重。經常聽到上了年紀的人說：「一晚不睡，第二天睡得再多也補不回來。」講的就是不要違背生物體自然節律的重要性。

更年期婦女更應保證睡眠充足，每日至少要有 6 至 8 小時的睡眠時間。品質良好的睡眠保證第二天有充沛的精神和體力應付工作和各種生活事務，還能讓皮膚保持光潔，減少暗啞色斑和皺紋。為了提高睡眠質量，更年期人士睡前應放鬆心情，避免噪音影響，不宜看緊張刺激的電影和電視節目，不應飲濃茶、咖啡或帶有興奮劑的飲料。可以聽聽抒情音樂，或靜心閱讀書籍，或飲一杯熱牛奶。有條件者可用溫水泡足，尤其冬天泡完足再睡，會讓睡眠質量更好。洗完澡後也可按摩足底穴位，其中湧泉穴有益腎陰、降虛火的功效，常按有助紓緩夜間潮熱煩躁不適，有助入眠。

部分更年期人士的腸胃功能開始減弱，容易出現消化不良或便秘。長期便秘會造成體內代謝毒素積聚，對身體產生不良刺激，甚至還會引發直腸癌；所以養成按時大便習慣是更年期保健要點之一。已有便秘的人士，白天宜多飲溫開水，多食纖維素豐富的粗糧麥皮，多吃富含維他命的新鮮水果，如火龍果、香蕉、橙、杏脯等，這些水果有潤腸通便的功效，對預防便秘有較好的幫助。

平時起居作息還應注意防寒保暖，尤其在天氣寒冷季節更須慎防風寒。更年期婦女夜間常有潮熱盜汗，如果貪求涼快不蓋被子，則易受寒著涼而患上傷風感冒；因此被褥不要過暖但應乾燥清潔。居住環境亦應保持整潔、舒適、清靜，儘量使到室內溫度和濕度適中，維持良好採光和通風。

更年期身體新陳代謝減慢，代謝產物和身體的分泌物較易聚積在肌膚、毛髮等體表部位，故應注意定時洗澡更衣，保持身體清潔衛生，有助預防更年期皮膚病。更年期婦女尤其應注意陰部衛生，由於雌激素減少，身體抵抗力下降，泌尿生殖道易受感染，所以應經常清洗外陰部，勤換內褲，防止陰部瘙癢和陰道炎的發生。

此外，更年期人士還應戒掉不良習慣，如長時間看電視、通宵打麻將等。養成良好的起居作息習慣，安排好日常生活，對身心健康有積極的保健作用。

控制情緒 暢順心境

更年期正處於工作和生活壓力最大的中年期，上有年邁父母需要照顧，下有子女需要養育，各種壓力接踵而來。尤其現代職業女性，一方面要兼顧家庭和事業，一方面又要面對更年期身體的生理和心理變化，有時會出現抑鬱頹喪、喜怒無常、敏感多疑等不良情緒。而男性亦因為精力和體力衰退，性功能也隨之減弱，因而產生緊張焦慮、悲觀沮喪，甚至覺得無力無用的負面情緒。這些不良情緒如果得不到宣泄，積壓時間長了就會影響身心健康，甚至加重更年期不適症狀，給將來的老年生活帶來陰影。

其實，更年期是每一個人都必然經歷的一個階段，身體機能減退也是必然會發生的。更年期人士要學會克服身體變化所帶來的困惑，正確認識更年期的生理和心理特點，樹立戰勝不良情緒的信心，讓自己愉快平穩地度過更年期。

更年期人士應多和家人相處，保持融洽的人際關係。遇到煩心事情應懂得宣洩壓力，多與家人、朋友傾訴，及時疏導不良情緒。家人對有情緒困擾的更年期人士亦要給予理解、包容和支持，這是一帖疏解不良情緒的「良藥」。除了懂得宣洩壓力之外，更年期人士還須學會自我心理調節，對工作事業上的利益得失不要過於執著和計較，不要過分追求完美，應學會取捨，學懂放下，讓內心有一片寧靜、平和、閒逸的空間。

世界衛生組織（WHO）提出：健康的一半是心胸豁達。心理健康是人類健康的重要基石。在更年期這個特殊階段，更要保持豁達開朗的心境，消除心理上的陰霾。平時可以通過做一些有益身心健康的事，讓不良情緒及時得到疏解。例如閱讀是一項較適合更年期人士的有益活動，讀書可以開寬視野、增長知識，有助於實現心境平和。一些柔緩的肢體運動如練瑜伽、太極拳等，亦有助於放鬆身心、釋放壓力。日常保健還可以喝一些疏肝解鬱的花草茶，如玫瑰花茶、茉莉花茶，茶的花香味能驅除鬱悶，開敞心胸。

總括言之，更年期人士應在這個特殊階段保持豁達開朗、樂觀積極的心態，讓自己和另一半攜手度過更年期，共同走進健康快樂的老年期。

勞逸結合 控制體重

隨著年齡增長，身體新陳代謝減慢，加上日常活動量較少，熱量消耗減少，營養過剩，脂肪變得容易堆積，大部分更年期人士逐漸肥胖起來，有些人認為這是「中年發福」的現象。如果體重稍微增加，一般不用擔心。但若果增長過快或過於肥胖，便要開始控制體重和科學合理地減肥了。眾所周知，過度肥胖有害健康，可引發高血壓、糖尿病、心腦血管病等多種慢性疾病。有研究顯示，體形肥胖的更年期婦女罹患乳癌的風險，較體重正常的更年期婦女增加 75%。所以更年期人士應該重視肥胖的問題。

如何判定是否屬於肥胖呢？更年期人士可以通過「身高體重指數 BMI（Body Mass Index）」衡量。

$$\text{身高體重指數 BMI} = \frac{\text{體重（公斤 kg）}}{\text{身高（米 meter）}^2}$$

例如：一名更年期婦女的體重是 65 kg，身高是 160 cm，按公式計算：

$$\frac{65}{1.60^2} = 25.4$$

對照中國官方制定《中國成人超重和肥胖症預防控制指南》的體重與腰圍適宜值範圍：

	BMI (kg/m²)	腰圍（cm）		
		男：< 85 女：< 80	男：85~95 女：80~90	男：≧ 95 女：≧ 90
體重過低	< 18.5	—	—	—
體重正常	18.5~23.9	—	危險	高危
超重	24~27.9	—	危險	極高危險
肥胖	≧ 28	高危	極高危險	極高危險

可以得出這名更年期婦女屬輕度超重（24~27.9）。有調查統計顯示，45 歲以上亞洲中年婦女平均 BMI 為 24.6。如果屬於明顯超重，而且腰圍在危險範圍，就要注意控制體重或減肥了。

控制體重可先通過調整飲食來達成，主要是限制過多的糖類和脂肪類的食物的攝入，多食用高纖維、低熱量、低脂肪的食物，多吃新鮮蔬菜水果，每日保持大便通暢。其次可適度增加活動量，平時應多走路。在上下班路上以步行方式進行鍛煉，或走一兩站路才坐車。回家後做一些家務，吃完晚飯後應活動一下，不要長時間坐著看電視。周末有時間可以行山遠足，或在公園散步、慢跑，堅持身體鍛煉，消耗多餘熱量和脂肪，有助控制體重。對於肥胖的更年期人士，可以通過增加運動量來減肥，但應注意減肥的速度不可太快，更不宜以節食的方式減肥，以免營養攝入不足，造成免疫力下降、貧血、骨質疏鬆等問題。更年期人士應制定合理的運動和飲食目標，持之以恆，減肥的效果才能顯現出來。對於處於更年期的男士而言，運動是更年期保健重要的一環。運動可以提升睾酮水平，有助增加男性活力或紓緩不適症狀。

更年期人士除了增加活動量來控制體重或減肥之外，還須注意勞逸適度，合理安排工作和休息的時間，不要過度疲勞。尤其是事業心較強的專業人士，正值事業高峰期，有時為了工作可以不眠不休，這種「工作狂」式的工作方法，會不知不覺地透支身體健康，到頭來得不償失。所以更年期人士應學會調節工作節奏，懂得享受生活中的休閒之樂。工作時認真工作，休息時充分休息。勞逸結合、張弛有度，對維持更年期身心健康是有積極意義的。

護理皮膚　美容駐顏

皮膚粗糙、皺紋增多、面部色斑，是更年期常見的皮膚問題。隨著年紀增長，皮膚逐漸老化是在所難免的。每一位更年期婦女都希望自己的容顏肌膚不要過早老化，有些更年期婦女保養得宜，甚至還保持著青春時的光潔肌膚，讓不少深受皮膚問題困擾的更年期婦女羨慕不已。

更年期婦女由於雌激素水平衰退，皮脂腺分泌減少，皮膚容易變得乾燥瘙癢，加上皮膚缺乏彈性，致使皺紋、眼袋產生。同時因面部血液循環減慢，皮膚的新陳代謝降低，面部皮膚亦較易出現色斑、老人斑（脂漏性角化），因而影響了更年期婦女的容顏，嚴重者還會打擊自信心。

如何能延緩皮膚老化，讓容顏煥發健康亮麗的氣息？相信是每一位更年期人士，尤其是女性較為關注和重視的話題。

中醫學認為「有諸於內，必形於外」，更年期人士身體出現陰虛血少的變化，體內臟腑缺少陰血濡養，出現臟腑功能失調的更年期症狀；體表則缺乏陰津潤澤，皮膚自然就會變得乾燥，而且面色萎黃無華。所以更年期保養皮膚，應該由內至外，進行內外綜合調理。

若要體內陰血充旺，皮膚有足夠的陰血滋養，可先從飲食方面入手。平時飲食注意保持營養均衡，多食黃豆、豆漿、新鮮蔬菜、水果等對皮膚有益的食物。還可適量食用一些藥食兩用、滋陰補血養顏的藥材，例如：枸杞子、龍眼肉、紅棗、阿膠、何首烏等。其次，每天保證充足的睡眠，多飲溫開水，保持大便通暢，以及戒煙戒酒等，這些都是保養皮膚的良方。

至於由外保養，首先應防止暴曬。過度曬太陽不僅傷害皮膚，而且會加速皮膚粗糙老化，甚至誘發皮膚癌。所以當太陽猛烈、外出或戶外工作的更年期人士宜打傘和塗上防曬膏，在戶外活動一段時間後，可到陰涼的地方休息一下，避免長時間被陽光照射。針對更年期皮膚乾燥瘙癢的問題，保養原則是儘量防止皮膚角質層水分與脂肪含量的散失，洗澡時應避免用過熱的水，適當選用有潤膚作用的沐浴露或乳液來維持皮膚的濕潤度。更年期這段時期皮膚較為敏感，女性應小心選擇合適自己的化妝品及護膚品，以減少不必要的過敏反應。

平時有時間，可以多做面部按摩，既有助改善面部血液循環，提升皮膚彈性，還能緊緻面部肌肉，減少皺紋與色斑。通過輕柔紓緩的手法，向上向外推揉下頜和兩頰、按摩嘴巴周圍肌肉、拍打面頰兩側肌肉、用手掌魚際向上推按額部等，可防止面部肌肉和嘴角下垂，減少額頭上的皺紋。還有一點是更年期婦女應予以重視的，由於雌激素減少，皮膚抵抗力下降，陰道黏膜萎縮變薄，較易受細菌感染而出現外陰和陰道瘙癢；所以平時應保持陰部清潔，每天用溫水清洗陰部皮膚，勤換內褲。若出現白帶量多味臭，或陰部皮膚紅疹，應及時就醫。

更年期人士只要充分了解這個特殊階段的皮膚變化，由內至外給予適當的護理保養，是可以讓皮膚容顏重拾光彩活力的。

培養興趣 陶冶性情

到了更年期，無論是在職人士還是全職家庭主婦，都會面臨著社會環境或家庭重心的轉變。在職人士處於社會快速變化的時代，面對的工作壓力也越來越大，更年期人士想要自我提升，應付不斷提高的工作要求，往往有力不從心的感覺，有時會產生消極、悲觀、無用的負面想法。有些人接近退休年齡，也會為如何安排退休後的生活而犯愁，或對人生下一個階段何去何從產生疑惑。至於專職照顧家庭的更年期婦女，剛好遇上家庭生活重心轉變的時期。孩子長大了，不再需要父母的細心呵護，又或者逐漸獨立向外發展。這時家庭出現了空巢期，生活頓失重心，心裏難免會有空虛失落感。個別婦女還因為離婚、喪偶等原因，令到心理負上沉重的壓力。

在這個轉變時期，更年期人士需要學會接受和適應，重新調整心態和期望，找回一個可以讓自己感覺快樂的生活方式。其中，培養出個人喜愛的興趣，是釋放壓力和轉移注意力的好方法。

興趣有千種萬種，很多人一開始不知道怎樣找到自己的興趣。不要著急，可以根據個人的性格、知識背景和身體狀態，找到自己喜歡做的事情，再慢慢發展成興趣。性格外向、喜歡群體活動的更年期人士，可以參加行山郊遊、烹飪煮食、打球游泳、打牌下棋等有益身心的活動，既能交朋接友、擴大社交圈子，又能從中培養出興趣。個性內向、喜愛清靜獨處的更年期人士，可以通過閱讀、 音樂、練書法、繪畫、種花、養鳥養魚等消閒方式，一邊陶冶性情，一邊找出自己真正喜愛的興趣。

有些更年期人士，還會利用業餘時間重返校園，學習自己感興趣的知識，例如學習中醫養生、學習茶道茶療、學習藝術鑒賞或珠寶設計等等，這些能夠提升保健知識和個人品味的學習興趣，對追求知識增長的更年期人士而言，無疑是比較合適的。

為了讓更年期的生活過得愉快和充實，每一位更年期人士都應培養自己喜愛的興趣。當工作遇上挫折、對生活感到悲觀失望的時候，興趣可以讓精神有所寄託，有助於消除或紓緩負面情緒，讓更年期人士重拾歡樂和自信。

定期體檢 及時防治

人到中年，身體開始走下坡路，很多以前沒有發現疾病在這個階段接踵而來。對更年期人士而言，這確實是一個「多事之秋」。為了早發現早治療，防止疾病遷移加重，以免讓將來的老年生活背上「藥罐子」，更年期人士每年應體檢一次，讓自己更加清楚身體的狀況。

女性在 45 至 55 歲的更年期，是生殖器官腫瘤高發的階段，所以應定期做防癌排癌檢查，以排除或早期發現子宮頸癌、子宮內膜癌、卵巢癌等惡性腫瘤。平時若有陰道異常出血、持續性腹痛、腹部腫塊；或停經超過一年後又再出現陰道出血；或發現乳腺有包塊、質硬壓痛，須及早診治，切忌拖延。更年期婦女還應留意有無骨質疏鬆的情況，由於骨質疏鬆本身並無特別不適症狀，以致容易忽視而延誤防治，當進入老年期便出現駝背、骨頭疼痛，甚至發生骨折。更年期婦女應每 1 至 2 年檢測一次骨質密度是有必要的。

隨著女性體內雌激素分泌逐漸減少，內分泌疾病和心腦血管病的發生率亦隨之上升。更年期婦女每年體檢可檢測雌激素、孕激素、甲狀腺激素、血糖、血壓、血脂、膽固醇等，以及心電圖、心動圖、超聲波、電腦掃描等檢查。以早期排除糖尿病、甲狀腺病、冠心病、高血壓等慢性疾病。這些器質性疾病的先兆和早期症狀有時會被誤認為是更年期不適症狀，只有通過相關的檢查才能被診斷出來，避免誤診誤治。至於更年期婦女易患的陰道炎、膽結石等疾病，可以通過常規婦科檢查和腹部超聲波予以診斷及排除。

男性進入 50 歲之後，也要對身體狀況多加留意，因為 50 至 60 歲是男性的更年期，各種各樣的疾病都有可能發生，尤其是前列腺疾病、心腦血管病、糖尿病、高血壓等疾病的多發階段。有些男性對身體的變化不太關注，一些小病小痛往往能熬則熬，非到病情較重的時候才去就診，以致錯過了最佳治療時機，造成終生遺憾。更年期男性除了每年定期體檢，早期發現和排除某些潛在性疾病、惡性腫瘤之外，還須注意精神心理的健康。現代男性的工作壓力普遍比女性要大，由於更年期身體的精力和體力逐漸減退，面對社會激烈的競爭有時會有力不從心的感覺，因而較易產生悲觀、沮喪的負面情緒。如果這些負面情緒得不到及時疏導，將會是引發男性更年期抑鬱症的根源所在。有研究顯示，女性患抑鬱症的比例是男性的 2 倍，但男性的自殺率卻比女性高出3至15倍。特別是處於更年期、心理素質較弱的男性，若一時走不出情緒困擾的陰霾，可能就會產生尋求解脱的念頭，以致英年早逝，給家庭留下難以填補的創傷和遺憾。因此，關注男性更年期的心理健康，是社會、家庭和個人都應當予以重視的課題。

總而言之，更年期人士無論女性或男性，都應定期檢查身體，及時發現、及早排除身體上的隱患，為健康快樂的老年生活打下良好基礎。

第3章

治療與調理

病症病機

潮熱汗出 陰虛火旺

潮熱是指身體發熱好像潮汐一樣，起伏來去有一定時間規律。更年期出現的潮熱多數屬於低熱，或者僅是患者自我感覺發熱，但探測體溫多為正常。潮熱是最典型的更年期症狀，大約有 75% 的更年期婦女會有潮熱。更年期男性也有潮熱現象，但出現的比率較女性少，且程度相對較輕。

症狀

潮熱通常從胸前區開始，患者先是感覺前胸部烘熱或灼熱，然後熱感湧向頭面部和後頸部，繼而蔓延至全身。個別婦女的熱感僅局限在上半身。潮熱持續數秒至數分鐘不等，之後逐漸消退，每天發作多次，通常在下午、夜間或緊張的狀態下較易出現，同時可見面部、頸項至前胸部位膚色發紅，並伴隨全身或局部爆發性出汗。潮熱在整個更年期過程中大約歷時 1 年，少數婦女會長達 3 至 5 年。

原因

中醫學認為更年期婦女臟腑功能失調，腎精虧虛，肝血不足。精血皆屬於陰，若陰虛則無以制陽，陰陽不平衡，呈現陰虛陽亢、虛火旺盛的病理狀態。更年期虛火旺盛，當虛火上炎，湧動氣血上行，壅聚於面部、頸項和前胸部，患者故覺烘熱、灼熱，皮膚潮紅。加上虛火擾亂體內津液輸佈，津液不能自藏而被迫外泄，是為「熱迫津出」，則見爆發性、持續性出汗。若在晚上睡覺時出汗，中醫稱之為「盜汗」，如《明醫指掌》曰：「盜汗者，睡而出，覺而收，如寇盜然，故以名之。」潮熱和盜汗均是陰虛火旺的典型症狀。

從西醫學角度來看，潮熱出汗與體內荷爾蒙紊亂及血管功能不穩定有關。由於更年期婦女體內雌激素減少，促使下丘腦和垂體加速分泌促性腺激素，同時影響下丘腦附近的體溫調節中樞呈現間歇性變化，導致血管處於不自主地收縮舒張的運動狀態。

治法

具有清熱降火、滋陰止汗功效的中藥和食物有助紓緩潮熱出汗，更年期婦女平時可適量多食無花果、枸杞子、淮山，或者在中醫師的指導下使用五味子、西洋參、生地、麥冬、牡丹皮、女貞子等中藥材煲湯焗茶飲用。

月經紊亂 天癸衰絕

中醫學認為月經來潮與停閉，與臟腑、氣血、天癸有密切關係。《素問 • 上古天真論》曰「女子……七七任脈虛，太沖脈衰少，天癸竭，地道不通，故形壞而無子也」，指出女性在 49 歲左右，沖任二脈氣血虛衰，天癸逐漸枯竭，月經漸而停止不再來潮，生殖器官亦開始萎縮，因而沒有生殖能力。

症狀

踏入更年期的婦女，月經周期變得不規則，通常是周期延長，由原來 28 至 30 天一潮，延後至 40 天或更長，甚至兩個月一潮。還有就是行經期較以往縮短，行經 3 至 4 天即乾淨。除了周期、經期改變，個別婦女的經量也同時減少，直到最後月經停閉。當超過一年以上沒來月經，則預示停經。

原因

更年期婦女的臟腑功能、氣血逐漸衰退，其中對月經起到重要調控作用的腎氣（概指腎的功能）變得虛疲不足，而作為月經的物質——氣血，亦因年齡增長而出現衰少。缺少腎氣和氣血的充養，人體內一種與性功能和生殖有關的微量物質，中醫稱之為「天癸」，也開始逐漸衰減。天癸由腎氣化生，屬於先天之精，藏於腎之中。天癸的作用是促進生殖功能成熟，促使月經來潮，其生理功能相當於西醫學中的垂體、卵巢或睾丸所產生的內分泌激素。當女性腎氣虛衰，天癸枯竭，月經便不再來潮。

治法

月經紊亂是更年期婦女停經前的一個階段，提示進入更年期後女性身體發生的生理變化。只要月經周期不是明顯縮短，或月經量過多，一般不需刻意維持月經周期正常。

更年期婦女在停經過程中，可適量食一些補腎養血的中藥或食物以調補氣血陰精，如桑寄生、杜仲、枸杞子、紅棗、龍眼肉等均合適，令到更年期過度至老年期，身體的氣血陰精仍保持充旺。

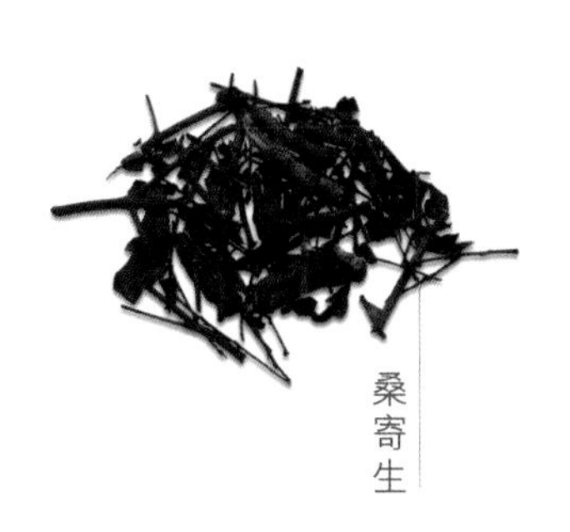
桑寄生

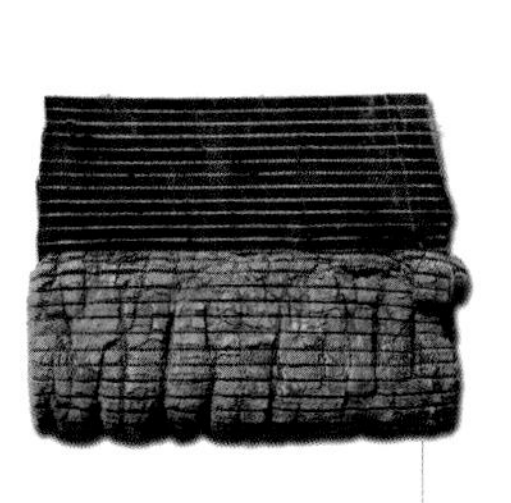
杜仲

心悸失眠　心腎不交

心悸是更年期常有的症狀之一，更年期人士無論女性和男性都會出現。尤其遭受突如其來的刺激、驚嚇，常表現心悸胸悶、心跳加速，需要較長一段時間才能平靜下來。若在夜間出現心悸，則會影響睡眠質量，較易驚醒，醒後難以再入睡，還伴有頭暈耳鳴、腰痠乏力等不適。

症狀

心悸程度因人而異，個別更年期人士的發作次數頻密，會檢查心電圖和 24 小時心動態監測，但檢查報告通常是正常的，或僅表現為竇性心動過速。更年期人士亦有機會出現輕度高血壓，特點為收縮壓升高、舒張壓不高或正常。血壓升高時表現為心悸心慌、頭暈頭痛。

原因

從中醫學角度來看，更年期出現心悸心慌、失眠易驚不適，與臟腑功能失調，心腎不交有關。中醫學認為心與腎兩臟的功能有「水火既濟」之義，按五行屬性，心為火，腎為水，二臟相互相承，功能協調平衡。心火下降於腎，具溫煦腎陽之功，使腎水不寒；腎水上濟於心，有滋助心陰之效，使心火受到制約而不亢盛，所以又有「心腎相交」之意。

若心腎二臟功能失調，水火失濟，則出現所謂「心腎不交」的不適症狀。如腎陰虧虛，不能滋助心陰，導致心火亢盛，可見心悸易驚、心煩失眠。但若心火亢盛，又易灼傷腎陰，則見五心煩熱、頭暈耳鳴、腰痠膝軟。二臟的陰陽關係失去平衡，病變相互影響，從而形成惡性循環。

治法

更年期人士由於臟腑失調，較易出現腎陰不足、心火亢盛，形成「心腎不交」的病理格局。日常保健可用蓮子芯、燈心草、肉桂、桑寄生、枸杞子、菟絲子等中藥焗水代茶飲調理。

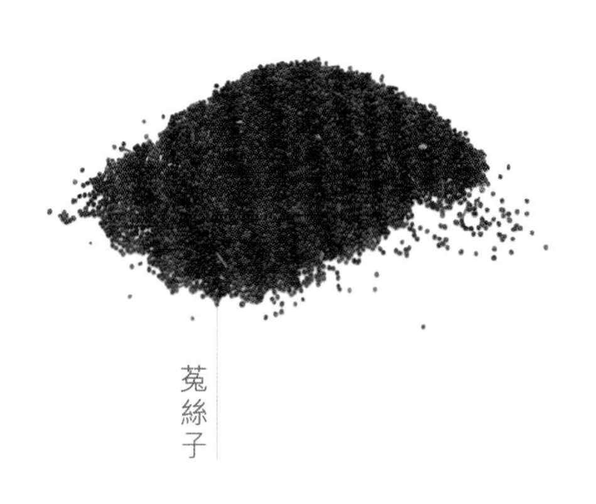

菟絲子

情緒波動 肝鬱火旺

症狀

更年期人士的情緒容易不穩定，特別是女性常表現出抑鬱低沉、緊張焦慮、喜怒無常，或者較易激動和發怒。這些不良情緒屬於自主神經系統功能紊亂伴有神經心理症狀的症候群。按症狀表現可分兩種類型：

類型	表現
興奮型	情緒煩躁、易激動、失眠頭痛、注意力不集中、多言多語，甚至出現大聲哭鬧等神經質樣症狀。
抑鬱型	情緒煩躁、易焦慮、內心不安、甚至驚慌恐懼、記憶力減退、缺乏自信、行動遲緩，嚴重者對外界冷淡、喪失情緒反應，甚至發展成嚴重的抑鬱性神經官能症。

有研究統計顯示，更年期婦女的情緒症狀發生率為58%，其中抑鬱78%、淡漠65%、激動72%。這些情緒症狀可以維持到60歲甚至更後。此外，心理敏感性增強、敏感多疑、思想精力難以集中、記憶力減退，也是更年期婦女常有的精神情緒改變。個別婦女還有頭痛、頭部緊箍感、枕部和頸部疼痛向背部放射，走路漂浮感，登

高感到眩暈，皮膚瘙癢或蟻走感，咽喉部異物堵塞感（俗稱「梅核氣」）。

原因

相較於男性，女性易受到不良情緒的困擾，更年期婦女更是如此。由於年齡、身體狀況、工作和家庭因素的影響，常因鬱怒太過，損傷肝氣，肝氣失於條達，鬱結不暢，日久肝鬱化火，可見抑鬱易怒、緊張焦慮、頭痛頭脹、咽部異物感。或者因思慮過度，損傷脾氣，脾虛而肝旺，肝氣乘虛橫犯於脾，出現「木剋土」的病理變化，可見疲倦乏力、食慾不振。又或因恐懼傷腎，加重腎氣虛疲不足，可見頭暈耳鳴、腰膝痠軟。

治法

日常保健可用茉莉花、玫瑰花、合歡花、素馨花、夏枯草、雞骨草等具有疏肝解鬱、清肝泄火的花草中藥焗水代茶飲調理。

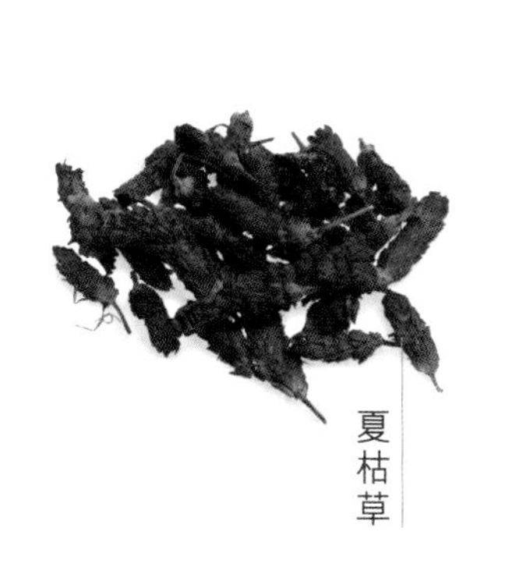
夏枯草

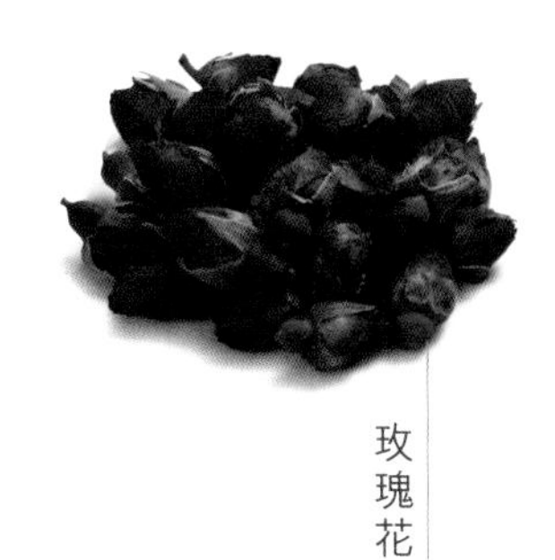
玫瑰花

膚乾眼澀 津血不足

症狀

皮膚乾燥痕癢，雙眼乾澀是更年期人士經常遇到的問題，部分更年期婦女還有陰道分泌減少、陰道發炎和陰部痕癢。

原因

從西醫學角度來看，更年期出現膚乾眼澀與雌激素缺乏，皮脂腺和淚腺分泌減少，以及陰道黏膜變薄萎縮有關。中醫學則認為這是由於津液和血液不足引起的，屬於全身性津血不足的變化。津液和血液都是人體內重要的營養物質，具有滋潤濡養作用。更年期人士因臟腑功能失調，體內氣血津液的生成和輸佈出現障礙，加上更年期身體出現陰虛火旺的改變，虛火內盛，容易灼煉津液，使到津液逐漸耗損，進而又劫奪血液，最終出現津液與血液俱虛的病理變化，表現為皮膚黏膜乾燥、皮屑脫落、雙眼乾澀。更年期婦女還會有陰道乾燥、痕癢、性交疼痛等津枯血燥的不適症狀。

治法

紓緩膚乾眼澀可用潤膚膏外涂皮膚，滴潤睛明目的保健眼水。還可用熟地黃、何首烏、肉蓯蓉等中藥材煲湯飲用，達到內外兼調之目的。平時適量多食黑豆、黑芝麻、黑木耳、雪耳、木瓜、香蕉、枸杞子、桑椹子、紅棗等具有潤膚明目功效的食物。

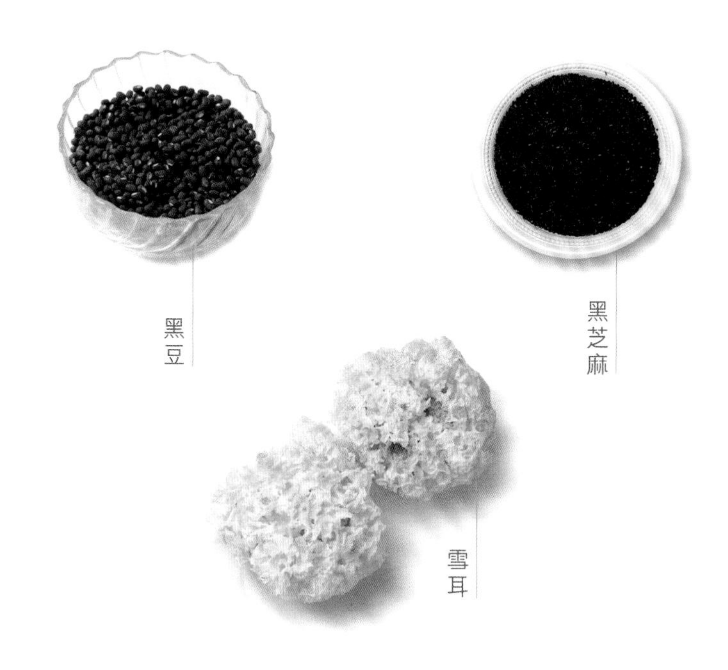

失禁滲尿 腎氣衰弱

症狀

據資料統計，香港50歲以上的女士，平均每3位就有1位有失禁滲尿問題，情況十分普遍；特別是經歷過自然分娩的女士，容易在大笑、咳嗽、抬起物品或在跑步運動時出現失禁滲尿。

原因

西醫學認為失禁滲尿的成因與年齡增長，保持尿道關閉的骨盆底肌肉功能減退有關。加上進入更年期雌激素減少，婦女的膀胱和尿道黏膜逐漸萎縮，進而引起萎縮性膀胱炎、尿道炎或張力性尿失禁，便會出現失禁滲尿。

中醫學認為腎氣的功能之一，是控制膀胱的正常開合，當膀胱蓄有一定的尿量，腎氣調節膀胱張開以排放尿液，排淨後又指揮膀胱閉合以再次蓄尿，如此循環不斷。更年期婦女由於腎氣虧虛，氣化失常，固攝體內的水液代謝產物（尿液）不力，加上控制膀胱開合的功能減弱，以致膀胱開合無度，從而出現失禁滲尿情況。

更年期失禁滲尿在女性和男性身上都有機會出現，令到患者生活起居受到一定的困擾。

治法

中醫調治更年期人士失禁滲尿主要是通過補腎益氣的方法，利用中藥、食療、針灸、按摩等療法促使腎氣充足，控制膀胱的正常開合，失禁滲尿情況亦隨之改善。日常保健可用桑寄生、杜仲、菟絲子、益智仁、海參、花膠等煲湯飲用調理。

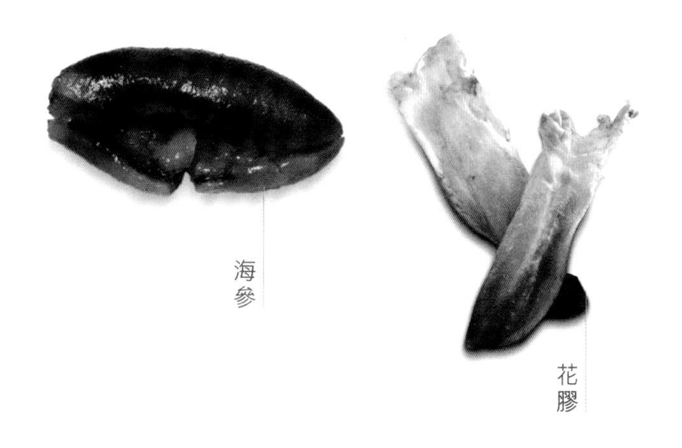
海參
花膠

骨質疏鬆 精髓虧虛

症狀

腰痠骨痛、肢體痹痛，是更年期人士常常遇到的身體問題，預示著可能有骨質疏鬆的早期症狀。其中女性較男性更易患上骨質疏鬆，這是由於體內雌激素減少，骨骼中的鈣質快速流失所導致。尤其是 45 歲前已經停經或切除卵巢的婦女，較大機會患上骨質疏鬆。有調查統計顯示，大約 25% 的更年期婦女會有不同程度骨質疏鬆的情況出現。

原因

中醫學認為骨質疏鬆與腎虛有密切關係。腎主藏精，精又生髓，髓生骨。骨骼的生長發育與正常發揮支撐和運動功能，需要依靠腎精的充養。更年期人士由於腎虛，腎精不足，精髓無以潤養生骨，骨骼漸而萎弱，遂出現骨質疏鬆、背痛駝背，嚴重者可致骨折。

治法

防治骨質疏鬆，中醫主要是通過補腎益精的方法，促使腎精充足，骨骼得到精髓的充養，自然堅韌不易折斷。日常保健可適量多食補腎的中藥和食物，例如用杜仲、續斷、巴戟等補腎藥材，配合骨膠原和鈣質含量豐富的花膠和豬骨煲湯飲用，對預防更年期骨質疏鬆有一定幫助。

腫塊結節 痰瘀互結

症狀

更年期人士在中年向老年轉變的這個特殊階段，身體器官組織容易患上各種腫塊結節。這些腫塊結節可以是良性的，也可以是惡性的。如女性常患的乳房纖維瘤或甲狀腺結節，或男性患的前列腺肥大，多數屬於良性，少數屬惡性腫塊，則稱為乳癌、甲狀腺癌、前列腺癌。更年期是癌症多發的階段，更年期人士應對身體的一些異常變化予以重視。

原因

中醫學認為腫塊結節這些病理變化是由於更年期臟腑功能失調，致使痰濁與瘀血互結，阻滯經絡血脈所致。更年期人士的腎氣逐漸虧虛，腎氣化水液的功能失調，從而導致體內水液代謝障礙。時間長了，水氣聚積成濕濁，濕濁又凝結成痰。若加上本身有情志不暢，肝氣鬱滯，氣滯無力推動津液和血液運行，津血凝滯，逐漸變成瘀血聚積於體內。痰濁與瘀血又互相影響。痰濁阻滯血脈，令到血液運行受阻，因而加重瘀血的形成；瘀血一旦停滯血脈，又易致氣滯不暢無以輸布水液，進而導致痰濁的產生。如是者，最終出現了痰瘀互結的病理格局。

治法

中醫調治更年期人士的腫塊結節，是以化痰通絡、活血化瘀治其標，以補腎益氣調其本。日常保健則可用陳皮、橘核、三七、紅花、玫瑰花、生甘草等藥食兩用的中藥或食物，煲湯飲用、焗水代茶飲均可，有助於預防更年期體內腫塊結節的發生。

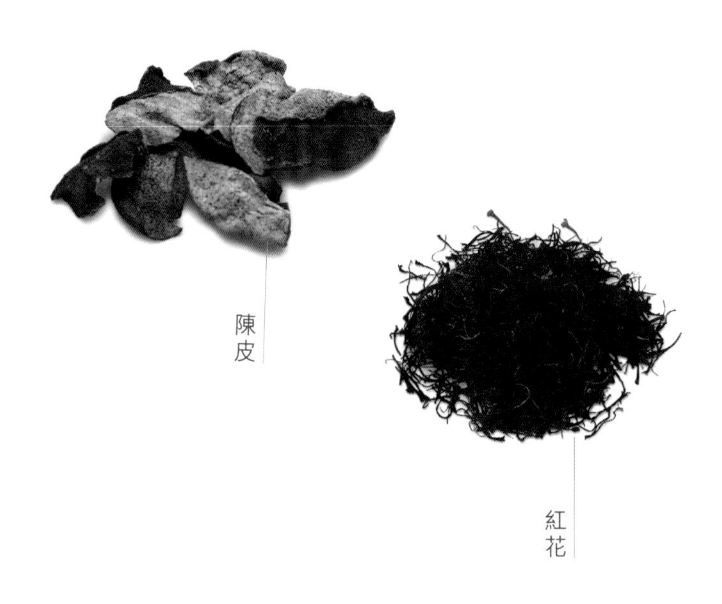

調治法則

補腎益精 調治根本

更年期人士由於腎氣不足，天癸衰少，以至臟腑功能紊亂、氣血失調，從而產生各種症狀。因此中醫治療和調理首先要補腎。

中醫學認為腎為人體臟腑陰陽之本，生命之源，故稱為「先天之本」。腎的一個生理功能是貯存、封藏人身精氣，中醫稱之為「腎主藏精」。精是維持人體生長發育、生殖和臟腑功能活動的有形精微物質的統稱。腎所藏之精，是稟受於父母的先天之精，具有生殖繁衍作用的精微物質，又稱「生殖之精」。當人發育到青春期，腎精滋生出天癸。天癸是一種促進生殖功能成熟的物質，類似現代醫學的性激素。天癸促進男子產生精液，女性出現月經來潮，標誌著男女的性功能成熟，具備生殖能力。更年期人士的腎精逐漸虧虛，天癸隨之衰少，直至耗竭，生殖能力亦隨之下降，以至消失。《素問 • 上古天真論》曰：「男子七八……天癸竭，精少，形體皆極；女子七七，任脈虛，太沖脈衰少，天癸竭，地道不通，故形壞而無子。」

人到了 40 歲，是臟腑氣血由盛而衰的開端，腎精也開始逐漸衰少。以女性而言，七七四十九歲正處於更年期，腎精已虛，天癸耗竭而月經停閉。又因腎臟的陰液亦隨之虧虛，缺乏對身體各個臟腑組織的滋養、濡潤作用，此時女性容易形成腎陰不足、陰虛火旺的病理變化，從而出現潮熱盜汗、頭暈耳鳴、失眠多夢、腰膝痠軟、皮膚乾燥等各種更年期綜合症。其病機是腎主骨髓，若腎陰腎精不足，致使骨骼失養，故見腰膝痠痛；髓海虧虛，則頭暈耳鳴；腎水虧虛，水火失濟則心火偏亢，致使心神不寧，故見失眠多夢；腎陰虧虛，虛熱內生，則見潮熱盜汗、皮膚乾燥。

更年期的調治根本在於補腎益精，補腎包括滋補腎陰、溫補腎陽，促使腎之陰陽調和，減少更年期綜合症的發生。補益精氣則可預防早衰，精又可生血，精旺血足，人體的臟腑功能、體表肌膚毛髮自然潤澤、神采奕奕。

健脾養胃　充旺氣血

中醫學認為脾胃在人體氣血生化的過程中起到重要作用，其中脾主運化水穀，胃主受納腐熟水穀。水穀其實是指食物。脾胃將食物消化吸收，變成精微的營養物質，再運輸至全身，以濡養各臟腑組織，所以中醫理論稱脾胃為「氣血生化之源」、「後天之本」。

脾胃功能健旺，人體的消化吸收功能才能健全，為全身臟腑組織供應足夠的氣血營養物質。對更年期婦女而言，氣血旺盛意味著面色、容顏、毛髮等有充足營養的滋養，就能耳聰目明，肌肉結實又彈性，且頭腦思維清晰。反之，就會出現頭暈眼花、食慾不振、疲倦乏力、肌肉鬆軟、面色萎黃或唇、舌、爪甲淡白等氣血不足的病理變化。

脾的功能又主統血，意即是脾有統攝血液，使之在經脈中運行而不溢於脈外的功能。若因脾失健運而不能統攝血液，血不歸經，則可導致出血。更年期婦女可表現為月經過多、月經先期、崩漏等異常情況。

中醫通過健脾養胃，增強脾胃消化吸收的功能，使到氣血化生充足，氣血調和，既維持了更年期的身體健康，又能促使月經自然有序地停閉，讓更年期婦女順利過渡至老年期。

疏肝解鬱 舒暢情志

更年期人士較易出現情緒不穩定，女性較男性更易出現抑鬱寡歡、焦慮不安等不良情緒。這些不良情緒若得不到及時疏導，會導致肝鬱氣滯，氣機運行不暢，可引起頭痛頭暈、煩躁失眠、咽部梅核氣、月經紊亂等更年期問題，甚至因氣滯血瘀痰凝而出現乳房腫塊或甲狀腺結節。

中醫學認為肝主疏泄，喜條達而惡抑鬱。肝具有疏通、舒暢、條達以保持全身氣機疏通暢達、通而不滯、散而不鬱的作用。肝的疏泄功能，對全身各臟腑組織的氣機升降出入之間的平衡協調，起著重要的疏通調節作用，是保證機體多種生理功能正常發揮的重要條件。在正常生理情況下，肝的疏泄功能正常，肝氣升發，既不亢奮，也不抑鬱，舒暢條達，那麼人就能較好地協調自身的精神情志活動，表現出精神愉快、心情舒暢、理智清朗、思維靈敏，而且臟腑氣血的生理功能得以正常發揮。若肝失疏泄，則氣機運行易於失常，從而影響全身臟腑氣血的正常功能，並且進一步加重情緒精神異常，表現為抑鬱寡歡、多愁善慮，或煩躁易怒、頭脹頭痛、面紅目赤等症狀。因此肝主疏泄失常與情志失常，往往互為因果。

若氣機鬱結，不得條達疏泄，則情志抑鬱；久鬱不解，失其柔順舒暢之性，故情緒急躁易怒。氣鬱生痰，痰隨氣逆，循經上行，搏結於咽喉則見梅核氣；積聚於頸項則為癭瘤。氣病及血，氣滯血瘀，沖任不調，故月經不調或經行腹痛，氣聚血結，可釀成症瘕。若肝鬱日久，化為火熱，肝火上炎循經脈上攻頭目，氣血湧盛絡脈，故頭暈脹痛，面紅目赤；肝火擾亂心神，可致失眠，惡夢紛紜。

情志失調不僅導致肝失疏泄，還可引起膽汁分泌和排泄異常，進而影響脾胃的消化吸收功能。更年期婦女由於情緒抑鬱，往往還可見有食慾不振、消化不良、腹脹腹瀉等脾胃功能減退的症狀。

疏肝解鬱可促氣機運行暢順，臟腑血功能正常，情緒精神穩定，是更年期重要的調治方法之一。女性或男性，無論有無明顯的更年期不適症狀，都可以通過疏肝解鬱的治法預防情志失調，避免更年期抑鬱症的發生。

寧心養血　改善睡眠

不少更年期人士經常受到失眠的困擾，有些婦女晚上還有潮熱煩躁不適，甚至徹夜不眠。長期失眠會導致人體抵抗力下降，內分泌系統失調，以致嚴重影響了更年期人士的身體健康。

中醫學認為心有主管血脈和推動血液循行於全身的功能，使營養物質供應至各臟腑組織，故稱之「心主血脈」。中醫學又認為心藏神志，人的精神意識思維活動與心神的活動有關。心主血脈功能正常，則心血充足，心神得以濡養，精神思維活動才能正常，否則便出現心神不寧的病理變化。

女性一生以血為重，經、孕、產、乳無一不涉及於血，故中醫古籍曰「女子有餘於氣而不足於血」。婦女到了更年期，身體生理狀況出現變化，氣血精津開始衰少，心血也隨之虧虛。加上更年期婦女常常為工作或家庭一些事情思慮過度，以致心血暗耗；或因情志不暢，肝氣鬱結，氣鬱日久化火，火熱內生又耗傷心血，導致心神失於濡養，且火熱擾亂心神，薰蒸營液，心神更加不得安寧，故表現為失眠多夢、心悸心慌、潮熱盜汗等症狀。

寧心安神是通過清泄心火、補養心血，達到祛邪扶正的調治目的，以改善睡眠、紓緩心悸心慌，減少潮熱盜汗等更年期不適症狀。

補肺益氣 潤澤容顏

中醫學認為肺主氣，司呼吸，即是指肺通過呼吸運動，吸入自然界的清氣，呼出體內的濁氣，實現體內外氣體交換的功能。此外，肺又有對全身氣機有調動、調節的作用，通過肺氣的宣發和肅降功能，將體內水液輸布到全身，內至臟腑組織，外達皮膚毛髮，以「若霧露之溉」充養、潤澤全身。同時又把被身體利用後的廢水和剩餘水分，通過呼吸、皮膚汗孔蒸發而排出體外。《素問•經脈別論》指出「經氣歸於肺，肺朝百脈，輸精於皮毛」，故又有「肺主皮毛」之說。

隨著年齡漸增，肺的功能隨之減退，出現肺氣虛弱，清濁氣體交換不暢，宣發和肅降功能失常的變化。若肺調動、調節氣機的功能減弱，輸佈水液和排泄廢水、剩餘水分障礙，則導致皮膚毛髮乾燥、皺紋增多、面部浮腫等問題，這些皮膚問題在更年期婦女的身上較易出現，加上更年期婦女多出現陰虛內熱的病理變化，若虛火內熱耗傷肺之陰津，以致肺陰虧虛，又易出現潮熱盜汗、口乾咽燥、皮膚乾燥、大便秘結。

補肺益氣目的在於增強肺的氣體交換功能，提升清氣吸入、濁氣排除的效能，使身體氣體新陳代謝更為暢順，並輸佈充足的水液以濡養、潤澤各臟腑組織、皮膚毛髮，讓更年期婦女保持容光煥發的外表。

方藥應用

六味地黃丸

- 滋陰補腎、調治主方

病例

劉女士，50 歲，剛從公司的管理層退休。一向習慣了忙碌工作的劉女士，退休後反而有點不適應，心情難免有些煩悶失落，同時她也發現最近幾次月經都有延後，經量明顯較以往少，來兩三天便乾淨。晚上睡覺時常覺得全身發燙，陣陣潮熱出汗，需要起床飲幾口涼開水才覺得舒服。

劉女士自忖是更年期綜合症出現了，於是找中醫調治。中醫了解到劉女士除了上述症狀之外，間中還出現頭暈頭痛、腰膝痠軟、口乾咽燥。而且有高血壓家族史，三年前血壓已偏高，一年前開始服用降壓丸。還診察到劉女士的舌色暗紅，舌中有裂紋，脈沉細略數。

中醫診治

中醫辨為腎陰虧虛之證，處方六味地黃丸，用以滋陰養肝補腎。

方解

六味地黃丸由熟地黃、山茱萸、山藥、牡丹皮、澤瀉、茯苓等六味藥物組成，藥方出自宋代醫家錢乙所著的《小兒藥證直訣》。本方臨床應用十分廣泛，凡是因腎陰虧虛所致的潮熱盜汗、腰膝痠軟、口乾咽燥等症狀，均可用六味地黃丸治療，所以中醫臨床上常用於調治更年期綜合症。

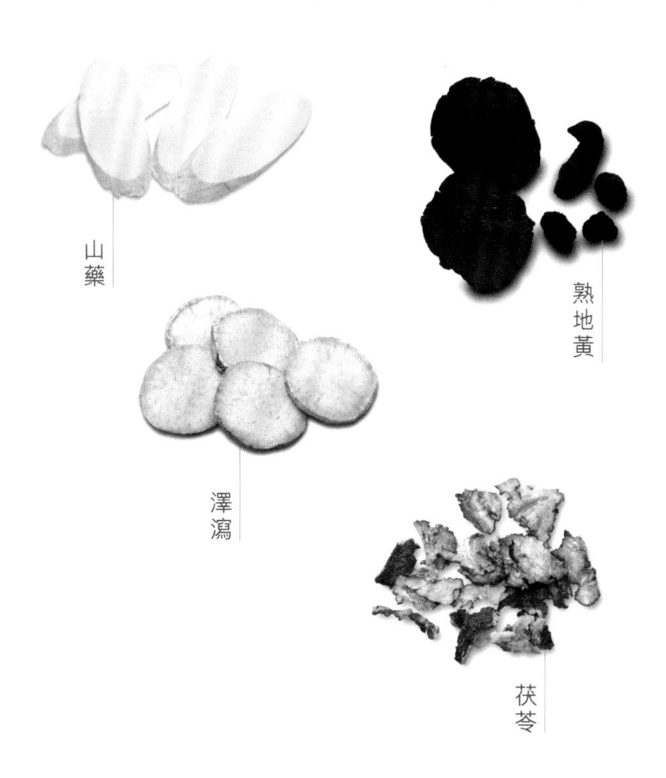

六味地黃丸的組方包含了「三補」與「三泄」的用藥特點。其中熟地黃、山茱萸、山藥這三味藥物，起到滋腎陰、養肝血、健脾氣的「三補」效用，肝脾腎三臟都能兼顧，可以針對性治療更年期婦女因氣血精津虧虛而出現的腰痠乏力、視矇眼澀等症狀。「三泄」則是由牡丹皮、澤瀉、茯苓共同起到的作用，這三味藥互相配合，既能清泄虛熱，又可滲濕泄濁，從而解除因腎陰虧虛所致的潮熱口乾、煩躁失眠等虛火症狀，同時減低了方中熟地黃的滋膩性，避免了患者服藥後影響腸胃的吸收功能。

從方劑的組成與功效來看，六味地黃丸是很適合用於更年期綜合症患者的，不論女性或男性，均適合使用。中醫常用之作為調治更年期綜合症的主方，並在此基礎上根據患者的各種症狀，加入其它一些藥物，因而形成一個「地黃丸家族」。例如：加入枸杞子、菊花，名叫「杞菊地黃丸」，用於治療頭暈頭痛、視矇眼澀較明顯的患者；若加上知母、黃柏，則稱「知柏地黃丸」，清泄虛火的力度更強，適合手足心發熱明顯、煩躁失眠的患者服用；若加入麥冬、五味子便成為「麥味地黃丸」，主要用於治療口渴較甚、皮膚乾燥的患者。

以上四款地黃丸市面上都有中成藥出售，但須在中醫師的辨證指導下合理使用，不應自行購買服用。

二至丸

• 養肝補腎、美顏烏髮

病例

張女士在47歲的時候已經停經，近兩年因家事操勞，白髮明顯增多，而且脫髮也較以往嚴重。張女士為此感到苦惱，於是找中醫看診，希望用中藥調理身體。

通過詳細了解情況，中醫得知她生育時曾經出血過多，40歲後月經量開始偏少，周期延長，有時兩個月才來一次月經。張女士驗血檢查過荷爾蒙，提示卵巢早衰。現在除了頭髮問題外，她也有更年期的不適症狀，如潮熱煩熱、夜間盜汗、手足心熱等，但有時又怕冷、氣短乏力，而且容易煩躁發怒、情緒不穩定，還有失眠夢多、腰痠耳鳴等不適。

中醫診治

中醫察看張女士的舌色暗紅，苔少，脈弦細。辨為肝鬱血虧、氣陰不足之證。遂以二至丸為基礎方，加上一些疏肝養血、補腎滋陰的中藥予以治療。

方解

二至丸出自清代醫家汪昂所著《醫方集解》，組方精簡，僅由女貞子、旱蓮草組成。製方立意乃用冬至採摘的女貞子，夏至採收的旱蓮草，其時藥性效力最好。兩物經搗汁熬膏，和製藥丸，名曰「二至丸」。藥僅二味，有滋腎養肝、益精血、烏鬚髮之效。更年期綜合症患者尤為適用，但凡頭目昏花、神衰健忘、失眠多夢、腰膝痠軟、鬚髮早白等，皆合服用。以丸劑緩取其效，藥性平和，平補而不膩滯，可作為更年期婦女調補身體的藥方。現代醫學研究發現，二至丸能夠調節內分泌功能以及營養神經，對各種神經內分泌失調病症、神經官能症均有治療效用。

像張女士的情況，由於卵巢早衰提早收經，身體呈現陰血虧虛的病理變化。加上平時過度操勞，情緒又欠佳，導致一系列更年期不適症狀。調治上從補腎滋陰養血入手，這是治本之道；配合疏肝理氣，消除肝鬱氣滯，這是治標。經過標本兼顧的調治，張女士無再繼續脫髮，白頭髮也減少了。

生活調養

中醫還建議張女士平時多食黑豆、黑木耳、紅棗、杞子之類，具有養血滋陰的食物，因為有時食補起到的效用是不差過藥補的。只要有恒心，頭髮問題總會得到改善。

腎氣丸

- 治腎虛尿頻、改善肢冷

病例

林先生，58歲，從事建築工作。林先生的身體一向很好，幾年前除了發現血壓稍高外，基本上沒有患過大病大痛。不過最近半年開始夜尿較多，有時每晚達三次，夜間睡眠質量也因此受到影響，以致白天沒有精神工作，體力亦減退了。此外還有腰膝痠軟、手心發熱出汗等不適，脾氣也變得容易動怒。林太太有時和他開玩笑，說他有男人更年期。因為林太前幾年也有類似情況，她知道這是更年期的症狀表現。

中醫診治

中醫給他把脈，發現脈弦緩尺弱，舌色暗紅，苔薄白。四診合參，辨為腎氣虧虛、肝陽偏亢之證，遂處方金匱腎氣丸（湯劑）服用。

方解

本方出自漢代醫聖張仲景所著的《金匱要略》，由熟地黃、淮山藥、山茱萸、澤瀉、茯苓、牡丹皮、桂枝、熟附子八味藥物組成，又稱「八味腎氣丸」。後世醫家去掉桂枝、熟附子兩味藥物，便變成六味地黃丸。

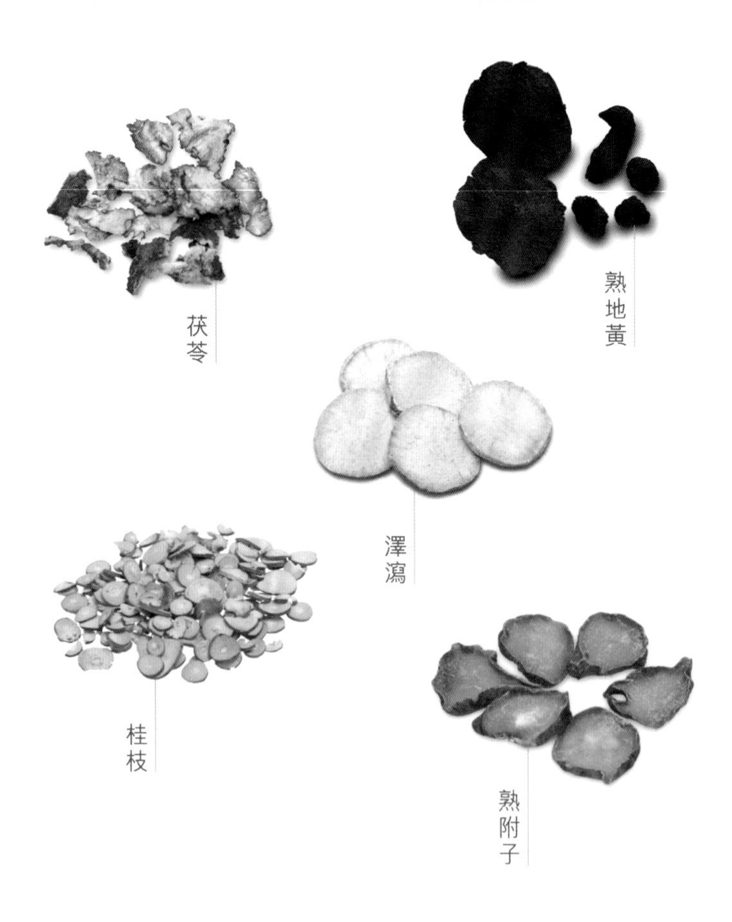

金匱腎氣丸的功效是補腎助陽，方中用熟地黃滋補腎陰；淮山與山茱萸滋補肝腎；澤瀉與茯苓利水滲濕；牡丹皮清瀉肝火；桂枝與熟附子溫補腎陽。中醫臨床主要用以治療腰痠尿頻、四肢不溫的腎氣虧虛患者，男女均可使用。像林先生的情況，年近六旬，腎氣腎陽漸衰，腎的氣化水液功能也開始減退，以致出現尿頻尿多。而腰膝痠軟也與腎虛有關。

林先生尚有高血壓，中醫學認為上了年紀的腎虛人士，可以出現腎氣、腎陽、腎陰、腎精幾方面都有虧虛。若腎陰虧虛，以致無以滋養肝木，呈現「水（腎）不涵木（肝）」的病理變化，則容易導致肝陽亢盛。時間一長，在情緒刺激或休息不好的情況下，肝陽上逆，帶動氣血上湧，患者便會出現高血壓，甚至中風的危險。中醫在腎氣丸的基礎上加入平抑肝陽、舒解肝鬱的中藥，目的是為了讓林先生服用後，可以情志暢順，不要再亂發脾氣，從而間接穩定血壓，降低中風的風險。

歸脾湯

- 心脾兩補、治失眠體倦

病例

陳女士，51 歲，自僱人士。年輕時流產過兩次，後來成功懷孕，並順產一胎。產後身體恢復得不太好，時常覺得疲倦乏力，還有頭暈心慌不適。陳女士以往月經量較多，到了去年經量才逐漸減少。

陳女士估計自己快要收經，因此做好了準備，平時飲食會選擇一些對身體有益的食物，例如紅棗、枸杞子、龍眼肉、黑木耳等。但還是容易疲倦乏力，尤其家務操勞或走累的時候，症狀更加明顯。夜晚睡眠質量也不好，夢多易醒，有時甚至發惡夢驚醒，身體烘熱出汗，醒後難以繼續入睡。

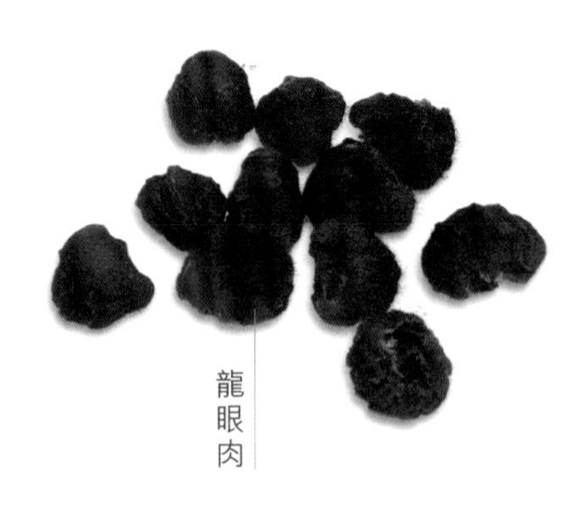

龍眼肉

中醫診治

陳女士找中醫看診，希望可以改善失眠。中醫察看她的舌色淡暗、舌邊有齒痕，苔薄白，脈細弱。並了解到她以往血壓偏低。四診合參，中醫辨為心脾兩虛之證。

中醫學認為心主血，主藏神。一個人精神狀態、睡眠質量的好壞與否，與心血是否充足有很大關係。脾為後天之本，氣血生化之源。脾虛失於健運，無法把食物精微化生成氣血，心血亦隨之虧少，進而導致心神失去濡養，遂出現心神不寧、驚悸失眠、夢多易醒等症狀。加上陳女士正值更年期，腎陰漸虧，身體出現陰虛火旺的病理變化，因而夜間有烘熱出汗的情況。

中醫處方歸脾湯予以治療。

方解

本方出自宋代醫家嚴用和所著的《濟生方》，是治療心脾兩虛的方劑，有健脾養心、補益氣血的功效，主治「治思慮過度，勞傷心脾，健忘怔忡」。全方由人參、黃芪、炒白朮、茯苓、當歸、炒棗仁、龍眼肉、遠志、木香、炙甘草、生薑、大棗等組成。其中以人參、白朮、茯苓、炙甘草健脾益氣，促使脾氣健運，氣血生化充旺；黃芪有加強益氣健脾之效；當歸、炒棗仁、龍眼肉、遠志用於補血養心安神，使心神安寧以改善睡眠；木香理氣醒脾；生薑開胃進食，大棗補脾益氣、養心安神。

生活調養

中醫還叮囑陳女士儘量避免操勞，少勞心勞神。平時適量多運動，譬如慢跑、散步、太極拳、八段錦等。天氣好的時候多在戶外活動，曬曬太陽，以防更年期骨質疏鬆。飲食方面繼續服食滋陰養血、健脾養心的食物，如黑豆、黑木耳、紅棗、陳皮、淮山等，都可以適量多食。

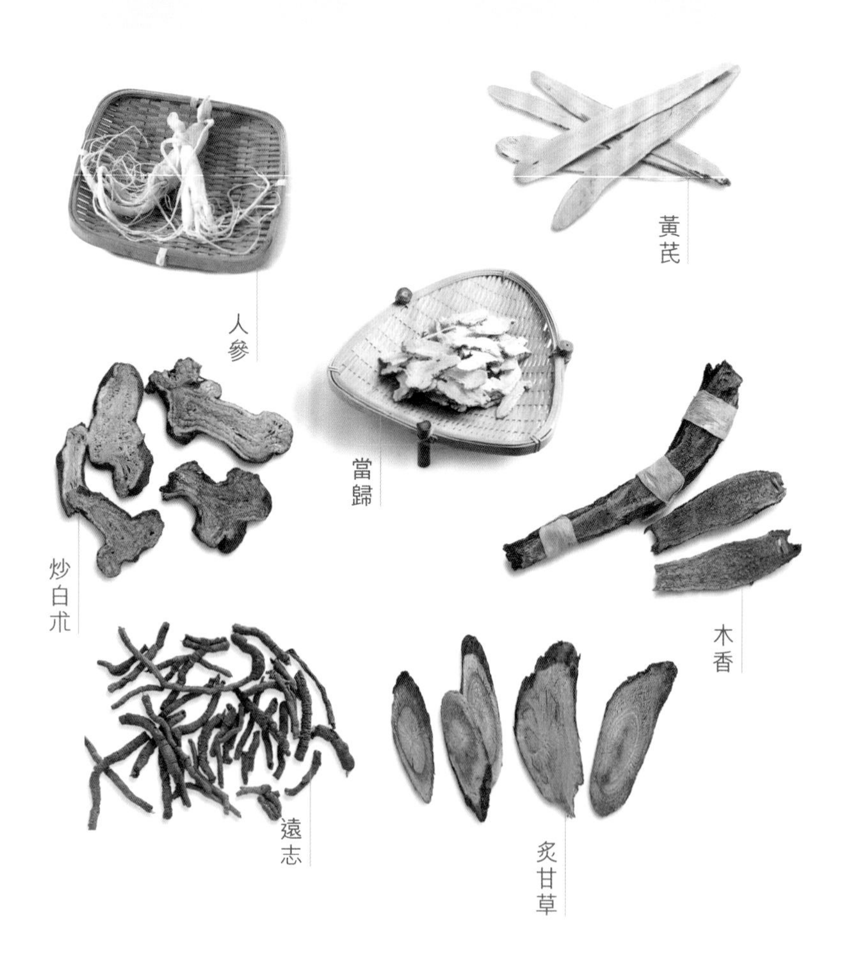

逍遙散

- 疏肝理氣、解鬱良方

病例

焦慮抑鬱、煩躁易怒、敏感緊張，是更年期女士較常出現的情緒問題，這與更年期的生理變化、年齡及社會因素都有關係。

任職銀行，49 歲的高女士近幾個月有較明顯的情緒問題，容易感到焦慮煩躁，有時還有莫名的恐懼感，有時又想放聲大哭。此外，還時常覺得頭痛、咽喉部異物梗阻，夜晚睡眠質量也不好，夢多易醒。高女士知道這些情緒問題和身體不適與更年期有關，因為她的幾個同齡女性朋友也有類似症狀，只是程度輕重不一而已。

中醫診治

中醫發現，她的舌淡暗，舌體有瘀斑點，舌下脈絡青紫瘀曲，脈弦澀，認為是因肝鬱氣滯血瘀所引致各種症狀，遂處方逍遙散治療。

方解

逍遙散是疏肝解鬱的主方，出自宋代《太平惠民和劑局方》，由柴胡、當歸、白芍、白朮、茯苓、炙甘草、生薑、薄荷組成，有疏肝解鬱、健脾養血的功效。臨床用於治療肝鬱氣滯所致的抑鬱症、焦慮症和更年期婦女情緒病。方中的柴胡疏以肝解鬱；當歸、白芍養血柔肝，與柴胡合用，疏養並用，使肝氣條達，肝血得養，氣血調和；白朮、茯苓益氣健脾；薄荷助柴胡疏肝解鬱之力，再用生薑和中益胃；炙甘草調和諸藥。

高女士自覺咽喉有異物堵塞，不少更年期婦女都有類似不適症狀。中醫稱之為「梅核氣」，意思是咽喉好像有梅核的異物塞住，咯之不出、咽之不下，但不痛不癢，不影響吞嚥。這種異常感覺時輕時重，當專心做事、分散注意力的時候，異物感就會減輕或消失，而情緒緊張，老是惦記著咽喉不適，堵塞感覺又會再次出現。患者檢查咽喉部一般無異常，最多是咽後壁濾泡增生，呈現慢性咽炎的改變。西醫學稱這種情況為「咽部神經官能症」或「臆症」。

中醫學認為梅核氣的成因主要是肝鬱氣滯，氣滯濕聚，日久生痰，痰氣互結於咽喉所致。更年期婦女由於肝氣易於鬱結，所以較常出現梅核氣。如果症狀明顯，中醫臨床多用逍遙散配合半夏厚朴湯治療，加入法夏、厚朴、紫蘇葉等藥物，疏解喉中氣結的作用更強，可紓緩梅核氣的不適感覺。

天王補心丹

- 寧心安神、治心悸盜汗

病例

宋女士，48歲。任職行政人員。近一個月來時常覺得心悸心慌，尤其工作緊張時心悸明顯，曾檢查心電圖無異常。夜間睡覺容易出汗，夢多易醒。月經周期也變得不規律，月經延後，最近半年每次月經推遲7至10天而至，月經量較以往減少。

宋女士年輕時曾患甲亢，有過類似的心悸心慌經歷，不過後來經服藥治療後甲亢無再返發，心悸心慌也未再出現。她因為擔心自己在更年期會否有甲亢問題，於是找中醫看診，希望能夠調理好身體，改善心悸心慌等不適症狀。

中醫診治

中醫診察她的舌色淡白，舌苔薄白，脈沉細。通過詳細問診，四診合參，基本上排除了甲亢引致的心悸心慌症狀。認為宋女士正處於更年期早期，腎陰開始不足，又因工作勞神，心血暗耗，以致心血不足，因而出現心悸心慌、夜晚出汗、月經紊亂等症狀。中醫處方天王補心丹治療。

方解

本方出自明代醫家洪基所撰的《攝生秘剖》，是中醫臨床常用以滋陰清熱、養心安神的方劑，專治心血不足、陰虛內熱所致的心悸心慌、失眠多夢、潮熱盜汗等症。全方由生地、天冬、麥冬、玄參、丹參、當歸、人參、茯苓、酸棗仁、遠志、柏子仁、五味子、桔梗等藥物組成。其中生地滋陰清熱；天冬、麥冬、玄參滋陰安神；丹參、當歸養血安神；人參、茯苓益氣安神；酸棗仁、遠志、柏子仁、五味子寧心安神；桔梗用作引經藥物，以載藥上浮。

生活調養

宋女士服藥兩周後心悸心慌明顯改善，夜間出汗減少，睡眠質量也有好轉。中醫改用六味地黃丸善後。並建議調整工作節奏，爭取多休息，學會放鬆情緒，避免惱怒急躁。飲食方面適宜多食滋陰養血、寧心安神的食物，如龍眼肉、枸杞子、紅棗等。綜合調理對防止甲亢復發，以及平穩度過更年期有積極的幫助。

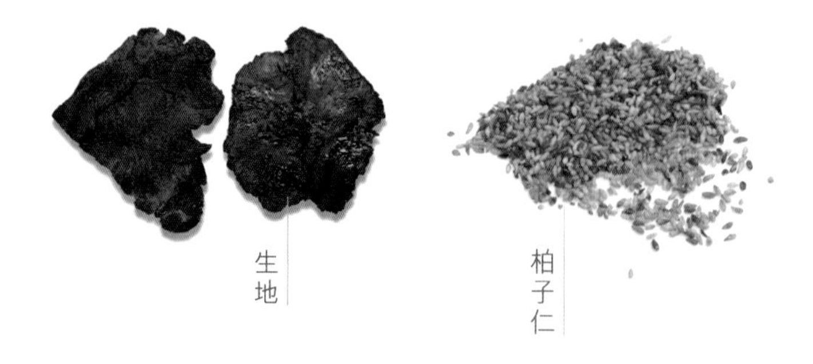

甘麥大棗湯

• 穩定情緒、消除煩躁

病例

李女士48歲，因家庭變故，半年前開始出現情緒波動、躁動易怒，不能自控，有時還會哀傷哭泣，伴有心煩失眠、善太息。近幾個月的月經紊亂，先後不定期，經量較以往減少，夾有血塊。睡眠質量較差，每晚需服用安眠藥才能入睡。最近尚有午後面部烘熱、口乾咽燥不適。

中醫診治

中醫察看到她面色淡黃無華、眼袋明顯、眼圈黧黑、雙顴色斑較多，且神情抑鬱、沉默寡言。舌色偏紅，苔白而乾，脈象細數。四診合參，中醫辨為肝鬱氣滯、心脾兩虛，屬於典型的更年期婦女臟躁之證。遂處方甘麥大棗湯合歸脾湯，用以疏解肝氣，養心血健脾胃。

方解

少數處於更年期的婦女，情緒波動較為明顯，可見精神緊張焦慮、煩躁易怒、容易激動，甚至悲喜哭笑無常的症狀。中醫學稱這種病症為「臟躁」，是由於臟腑功能失調，氣機逆亂，比一般更年期婦女常見氣機鬱滯的病理變化更為嚴重。加上患者個人的體質因素，身體的精血虧虛，五臟失於滋養，且因肝火旺盛，日久上炎擾亂心神，以致情緒波動失常。

中醫治療更年期婦女的「臟躁」，多用甘麥大棗湯。漢代醫聖張仲景在《金匱要略》中指出「婦人臟躁，喜悲傷欲哭，象如神靈所作，數欠伸，甘麥大棗湯主之」。本方是由浮小麥、炙甘草、大棗三味藥物所組成的方劑，具有疏肝解鬱、養心安神的功效。其中浮小麥養肝補心、除煩安神；炙甘草補養心氣、和中緩急；大棗益氣和中、潤燥緩急。

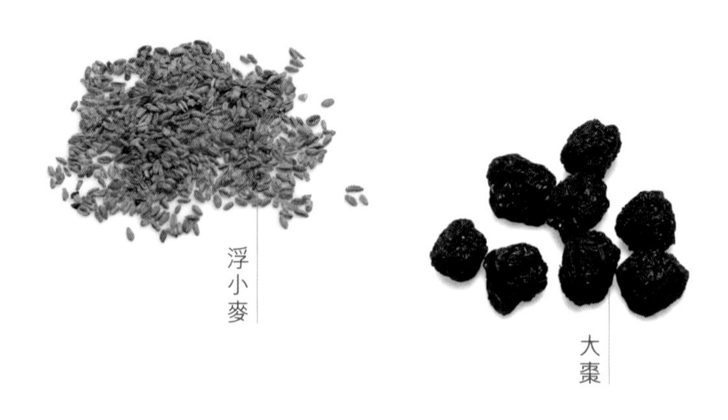

生活調養

李女士服藥一周後，情緒變得穩定，無再鬱悶欲哭的感覺，睡眠質量和精神體力都有改善。中醫繼續守方治療，並囑她除了服用中藥之外，平時再用玫瑰花泡水代茶飲，以配合疏肝活血的功效。

類似李女士的個案，不少更年期婦女都有同感，有時心情低落到想哭、想大叫發洩的感覺。這種「臟躁」病症，以中藥配合茶方調治，加上患者學會舒暢情志，轉移注意力，多參加社交有益活動，主動向家人或朋友傾訴，及時紓發積壓的不良情緒，對提高整體調治效果有積極的意義。

交泰丸

• 交通心腎、治失眠良方

病例

陳女士，51 歲，自僱人士。長期失眠，睡眠質量時好時壞。最近因公司業務繁忙，壓力較大，以致睡眠更差，有時甚至通宵睡不著，需要服用安眠藥。陳女士大約一年前已收經，這一年來也時常有潮熱盜汗、心悸頭暈、易發脾氣的情況。

中醫診治

中醫發現，她的舌色暗紅，邊尖偏紅，脈弦細略數，辨為心火偏亢、心腎不交之證。按中醫五行分屬，心屬火，腎屬水。心火下降溫煦腎水，腎水上濟制約心火，達到水火相濟、陰陽平衡，以維持人體升降有序的生理功能，亦即中醫所謂的「心腎相交」。一旦這種陰陽平衡關係因各種因素的影響而被打破，便會出現心腎不交、心火偏亢的病理變化，症狀可見失眠多夢、煩躁易怒。

中醫處方交泰丸，並配以滋陰補腎、安神定志的中藥給陳女士治療。

方解

交泰丸方名取自泰卦「天地交而萬物通」之象，引申為有交通心腎之效，使到水火相濟、陰陽平衡。全方僅有黃連、肉桂兩味藥物。其中黃連上清心火，肉桂下引虛火歸原（腎），使心腎水火陰陽二氣相交。

《本草新編》曰：「黃連與肉桂同用，則心腎交於頃刻，又何夢之不安乎？」兩藥用量比例為10：1，即黃連10份、肉桂1份。肉桂用量宜少，起到的作用是下引虛火，引火歸元，而不是為了溫補陽氣。現代藥理研究表明，黃連與肉桂搭配使用，能對大腦中樞神經系統的神經物質產生協調作用，達到鎮靜、安神效果。

臨床治療更年期婦女失眠，常在交泰丸的基礎方上，常加入一些安神藥，諸如夜交藤、酸棗仁、遠志之類，可加強養心補血效力。民間也有用交泰丸研成細末，與蜂蜜混合調勻成膏狀，外敷肚臍，以助入眠。

交泰丸除了治療失眠，對於腎陰虧虛、虛火上炎所致的口瘡痱滋，均有較好的效果。古方是將兩味藥物研細，再用白蜜調和製成藥丸，空腹時用淡鹽湯下。中醫臨床應用亦用湯劑，將肉桂研末，兑入藥湯中送服。

陳女士服藥後睡眠明顯改善，潮熱盜汗症狀也有所減輕，中醫暫停處方中藥湯劑，轉予五味子、女貞子、枸杞子三藥焗水代茶飲，以茶方緩取其效的方式，繼續紓緩陳女士更年期的不適。

兩地湯

- 治潮熱盜汗、經亂量多

病例

更年期婦女常有潮熱盜汗、心悸失眠、月經失調的情況，從中醫學角度來看，乃屬於陰血不足、虛火內生之證。部分虛火旺盛的更年期綜合症患者，在接近收經階段，原本月經量應該逐漸減少，但由於虛火擾亂沖任氣血，血熱妄行，經量反而不正常地偏多，而且月經周期縮短，或者有經間期出血。

呂女士，51 歲，家庭主婦。近兩次月經量較以往增多，行經延長，要 8 至 10 天才乾淨，比一年前行經 4 至 5 天明顯來得長。呂女士覺得很困擾，原先她希望月經周期逐漸延長，經量慢慢減少，就能自然而然地收經了，但現在情況卻不是這樣。

中醫診治

呂女士找中醫看診，希望調理月經，並且紓緩潮熱、失眠症狀。中醫見她形體消瘦、唇色稍暗，舌色暗紅，舌尖偏紅，舌少津有裂紋，脈細略數。四診合參，辨為虛熱內擾、迫血妄行之證。遂處方清泄虛熱、滋陰養血的兩地湯。

方解

兩地湯出自清代婦科名醫傅山所著的《傅青主女科》，由生地、元參、白芍、麥冬、地骨皮、阿膠組成。方中的生地、地骨皮兩味合稱「兩地」而成方名。地骨皮是一味清虛熱、除骨蒸的中藥。所謂「骨蒸」，是患者自覺熱從骨頭陣陣蒸發而出，與潮熱的表現一樣，是虛火旺盛的病理表現。地骨皮與生地相配，有清虛熱滋陰液的功效。再加上玄參、麥冬涼血清熱，增強了清泄虛火的效用。方中還用到阿膠、白芍，這兩味是女士調補身體的常用中藥，有養血益陰之功效，對經量偏多的更年期婦女尤為合適。至於失眠，是因虛火擾亂心神所致。如果失眠較嚴重，可在兩地湯的基礎加入黃連、淡竹葉，以清泄心火，導熱從小便而解，有助患者入睡。

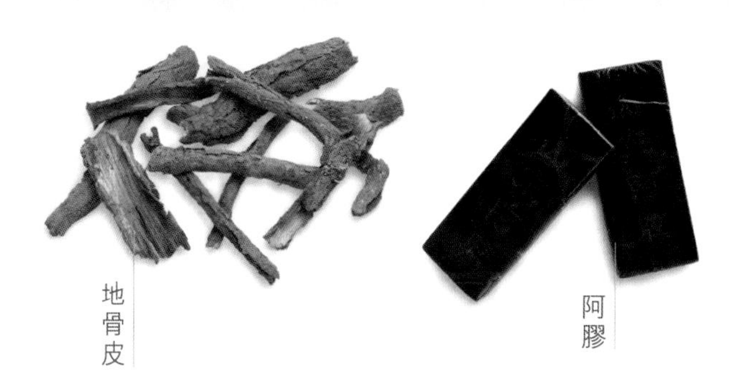

臨近收經的更年期婦女，月經紊亂是常有的事，一般不會影響身體健康。但如果出現反復陰道出血、血量較多、伴有下腹疼痛；又或者停經已近一年，復見月經再來的情況，便應及時求診檢查，以排除婦科腫瘤。

溫膽湯

- 治睡眠夢多、易驚易醒

病例

陳女士，51 歲，家庭主婦。陳女士的子女已經長大，不需再為照顧子女而操勞。平時做完一些簡單家務後，她就約朋友打麻將，經常一坐就坐幾個小時。由於缺少運動，陳女士發覺體形越來越肥，精神和體力也沒有以前好了，行遠路、行樓梯有時都覺得氣喘。

中醫診治

陳女士希望可以用中醫調理身體，控制體重，最好還能減肥。中醫觀察她的舌色淡暗，舌體胖大，舌邊有齒痕，舌苔白膩。脈沉滑無力。形體較為肥胖，皮膚肌肉鬆弛。另外還了解到陳女士經常覺得喉嚨有痰、胸悶胃脹、夜間睡眠夢易醒，時有潮熱汗出。平時亦容易驚慌，對突如其來的響聲或刺激較為敏感，出現心悸心慌不適，需要安靜一段時間才能平復。

四診合參，中醫辨為痰濕內蘊、膽腑鬱熱之證。這與陳女士的生活習慣、體質及正處於更年期的身體狀況有關，遂處方溫膽湯調治。

方解

本方出自宋代醫家陳無擇所著的《三因極一病證方論》，由半夏、橘紅、茯苓、甘草、竹茹、枳實、生薑、大棗組成。藥物溫涼並用，令全方不寒不燥。臨床用於治療虛煩失眠、驚悸不寧的病證，有行氣化痰、調和膽胃的功效。

現代人生活緊張，工作忙碌，飲食趨向速食式的習慣，菜式油膩，多肉少菜，加上較少運動，容易導致身體肥胖。社會患有「三高」——高血壓、高血糖、高膽固醇的問題的人越來越多。像陳女士的個案，本身屬於痰濕體質，遇上更年期身體內分泌紊亂，新陳代謝減慢，體內水液容易聚積，導致氣滯不行、痰濕內蘊，若痰濕內擾膽腑，則出現膽怯易驚、失眠多夢、驚悸不安等症狀。中醫用溫膽湯治療，是要理順氣機，氣行則痰濕得以化除，可解膽胃痰濕內蘊之困。

溫膽湯是一首常用於肥胖、痰濕體質的人士的調治良方，對於更年期經常出現失眠多夢、水腫浮腫、疲倦無力的症狀也是十分適用的。本方配合逍遙丸、柴胡疏肝散等方劑，還可起到疏肝解鬱的效用，治療有情緒困擾的更年期綜合症患者尤為合適。

湯茶調理

黑豆烏雞湯

- 益精補血、減緩脱髮

病例

趙女士，50 歲，任職銀行經理，平時工作繁忙，很多時候都需要加班，休息時間不足。加上進入更年期，夜晚睡覺時常失眠，夢多易醒，醒後難以再度入睡；所以白天精神狀態較差。近兩三個月，趙女士發現脱髮比以前明顯，白髮也增多了，而且還有間斷性耳鳴、腰膝痠軟、食慾不振。為了改善身體狀況，於是她找中醫調治。

中醫診治

中醫察看她的舌色淡胖，舌邊有齒痕，舌苔薄白，脈沉細。四診合參，辨為脾腎兩虛、腎陰不足之證。建議用黑豆、杜仲、烏雞等材料煲湯，用湯水先作日常調理。

【藥膳方】

黑豆烏雞湯

材料	黑豆 60 克、杜仲 15 克、陳皮 6 克、蜜棗 1 枚、烏雞半隻
功效	補腎健脾滋陰
製法	1. 烏雞去毛洗淨，去除內臟，切塊。 2. 連同其他材料放入瓦鍋中，酌加適量清水。 3. 用武火煮沸後，改文火煲 1 個半小時，加鹽少許，調味即成。
用法	飲湯食肉，每周 2 至 3 次，不拘療程。

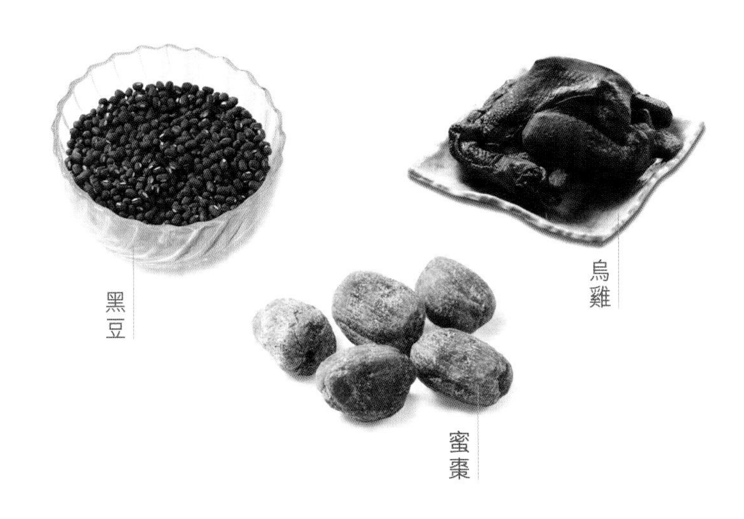

方解

不少處於更年期的職業女性工作緊張、壓力較大，加上更年期精力和體力都有不同程度衰退，脫髮白髮情況較為嚴重。像趙女士的個案，乃因腎精腎陰虧虛，導致脫髮白髮和一系列的更年期不適症狀。中醫調理之道在於補腎，兼以健脾。蓋因腎為先天之本，主藏精；脾為後天之本，是氣血生化之源。脾腎兩臟與身體的精血充盛與否有直接關係。只有維持精血充足，更年期婦女的容顏才能光潔潤澤，毛髮才能保持烏黑濃密。

這款保健湯水以黑豆補腎滋陰；杜仲補腎益精；陳皮理氣開胃；蜜棗養血調味；烏雞健脾補虛。諸物合用煲湯，較適合脾腎兩虛、腎精腎陰不足，症見脫髮白髮、精神不振、腰痠膝軟的更年期女士作為日常保健飲用。

木瓜無花果湯

• 滋陰潤燥、紓緩眼乾

病例

張女士，53 歲，患有高血壓病多年，近半年來常覺雙眼乾澀，容易視力疲勞，以為是看電腦手機用眼過度，但休息後無改善。於是向眼科求診，檢查視力無異常，只是淚液分泌不足，給予眼藥水滴眼。初時效果較好，但過了一段時間，眼澀又再出現，還伴有輕微怕光、雙眼異物感，還有皮膚乾燥、口乾咽燥等不適，所以張女士轉看中醫，希望通過中醫調理紓緩眼乾眼澀。

中醫診治

中醫指出張女士出現眼澀、皮膚黏膜乾燥，與她處於更年期後期，身體呈現肝血虧虛、津液不足，兼有瘀血的變化有關。因為張女士的舌淡暗而乾、舌邊有瘀斑點，脈細澀。結合年齡、既往高血壓病史以及舌脈徵象，中醫辨為津血不足、內有瘀血之證，遂建議日常飲用藥膳湯水調理，用木瓜、無花果、雪耳煲湯。另外早上用熟三七粉 3 克沖溫開水，空腹飲用，以活血養血化瘀。

【藥膳方】

木瓜無花果湯

材料	木瓜 半個、無花果 40 克、雪耳 30 克、枸杞子 20 克、瘦肉 250 克
功效	養肝補血、潤燥護目
製法	1. 先將雪耳浸泡發軟，切成細塊。 2. 木瓜（去瓤）和瘦肉洗淨切塊，連同其他材料放入瓦鍋中，酌加適量清水。 3. 用武火煮沸後改文火煲 1 個半小時，加鹽少許，調味即成。
用法	飲湯食肉，每周 2 至 3 次。不拘療程。

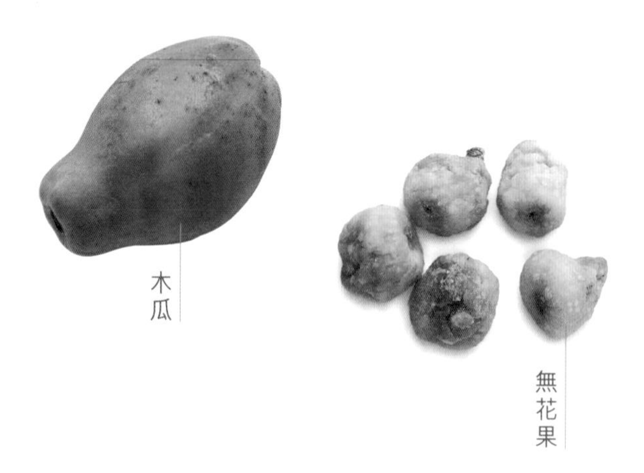

方解

中醫學認為肝藏血，開竅於目。肝臟好比一個倉庫儲藏血液，當人活動時，肝臟輸送血液到全身臟腑組織、四肢五官，使雙眼得到濡養，能夠視物。所以眼睛健康與否與肝的藏血功能有很大關係。更年期婦女因臟腑功能減退，肝血逐漸虧虛。加上年紀增長，腎精不足，精血無以滋養雙目，因此容易出現視矇眼澀、皮膚黏膜乾燥等症狀。

這款湯水的功效是養肝補血，改善雙目乾澀。所用材料平和滋潤，其中木瓜是為廣東煲湯常用食材，功能生津潤燥養胃；無花果和雪耳均能滋陰潤膚；枸杞子是養肝護目佳品；配合瘦肉健脾補虛、調和湯味。全方味道甘甜，適合更年期因精血虧虛，出現眼澀膚乾，又或大便乾結的人士日常保健之用，無論女性或男性，均可飲用。

桑寄生豬尾湯

• 補腎溫陽、改善怕冷

病例

王女士，54 歲，家庭主婦。大約在兩年前停經，停經後曾有過潮熱盜汗、心悸失眠等症狀，時間持續 1 年多。近大半年情況好轉，已基本無上述不適，但卻開始出現畏寒怕冷。尤其天氣轉冷的時候，手腳冰凍明顯，脫髮也較以往嚴重，此外還有腰膝痠軟、疲倦乏力。

中醫診治

王女士找中醫看診，中醫了解到她年輕時已有怕冷、手腳不溫的情況。察看舌色淡暗，舌下脈絡輕度瘀曲，脈沉尺弱。四診合參，辨為腎陽不足之證。

腎陰與腎陽是一對陰陽，陰陽相生相濟，亦可相互耗損。從中醫學角度來看，王女士在更年期先是顯示出腎陰虧虛，由陰及陽，繼而出現腎陽不足。由於更年期的身體變化以腎陰虧虛相較明顯，所以當時表現為潮熱盜汗、煩躁失眠等陰虛症狀為主。隨著年齡增大，腎之陽氣逐漸衰虛，無力溫煦身體。這時王女士原本「寒底」的體質便浮現出來了，出現畏寒怕凍、手腳冰冷的陽虛症狀。

中醫除了處方中藥給王女士治療之外，還教她用藥膳湯水日常調理。

【藥膳方】

桑寄生黑豆豬尾湯

材料	桑寄生 20 克、黑豆 50 克、生薑 3 片、蜜棗 1 枚、豬尾 1 條
功效	補腎溫陽養血
製法	1. 將豬尾去毛，洗淨切段。 2. 連同其他材料放入瓦鍋中，酌加適量清水。 3. 用武火煮沸後改文火煲 1 個半小時，加鹽少許，調味即成。
用法	飲湯食肉，每周 2 至 3 次。不拘療程。

方解

這款湯水用的都是補腎養血、藥食兩用的材料，較適合陽虛體質人士在更年期後期作為藥膳湯水保健飲用。其中桑寄生溫腎益精；黑豆固腎養血；生薑行氣溫陽；蜜棗養血調味；豬尾固腎補虛。中醫還建議平時多食羊肉、牛肉、黑豆、黑木耳等。這些食物具有溫陽補血功效，可增加身體熱量，提升體力和紓緩手腳冰冷不適。

蠔豉菜乾湯

- 清降虛火、緩解潮熱

病例

馮女士，49 歲，任職教師。近幾次月經都不太準，月經周期延後，大約 45 天才來一次經，行經三天左右便乾淨。此外，下午開始即覺身體陣陣發熱，至夜間更為明顯，還伴有盜汗，而且脾氣較易煩躁。

馮女士以往月經周期一直都很規律，平均 30 天左右便來經。她也知道自己踏入更年期了，身體出現一些不適症狀也是難免的。抱住順其自然的態度，馮女士沒有打算服藥治療，只希望能夠借助湯水食療，好讓她紓緩不適症狀。於是向中醫諮詢湯水調理的意見。

中醫診治

中醫觀察，馮女士形體偏瘦，舌暗紅少苔，且脈象細數。中醫認為是陰虛血少，這是更年期婦女常有的脈證，遂建議飲用滋陰養血的湯水以作調理。

【藥膳方】

蠔豉菜乾鹹豬骨湯

材料	蠔豉 50 克、白菜乾 150 克、蜜棗 2 枚、 鹹豬骨 300 克
功效	滋陰降火
製法	1. 先將豬骨用食鹽醃製，蠔豉浸軟，白菜乾浸洗乾淨切段。 2. 再將所有材料放入瓦鍋中，酌加適量清水。 3. 用武火煮沸後改文火煲 1 個半小時即成，不用加鹽調味。
用法	飲湯食肉，每周 2 至 3 次。不拘療程。

方解

這款湯水所用材料都是食物，故可用作佐膳，較適合有潮熱失眠、月經失調的更年期婦女調理飲用。其中蠔豉是將牡蠣肉曬乾而成，味道鮮美，營養豐富。廣東常用來煲湯煲粥、入饌煮食，功能滋陰養血、補腎下火，古代醫籍謂之「治夜不眠」、「清肺補心」。常食有助紓緩潮熱盜汗、皮膚粗糙等問題。湯中加入白菜乾、鹹豬骨，可加強清泄虛火的效用。蜜棗本身可以滋陰生津，煲湯又能調和味道。湯水味道香郁，鹹甜適中，又有開胃生津的功效。

赤小豆薏米粥

- 健脾養血、祛除水腫

病例

黃女士，53 歲，財務人員。最近一個月覺得特別容易疲乏，早上起來感覺身體困重，好像怎麼睡都睡不夠。面部還有輕微虛浮，到了中午浮腫會逐漸消退。有時還在下肢足踝部見有浮腫。黃女士 2 年前已停經，曾出現過潮熱盜汗，不過症狀維持了一段短時間便無再出現。

中醫診治

黃女士體形豐腴，舌淡胖、舌邊有齒痕、苔白膩，脈沉滑。平時多汗，活動後出汗更加多，且有怕熱、口渴、痰多。中醫告知她屬於痰濕體質，身體脾腎氣虛，加上正值更年期，新陳代謝減慢，體內水液容易聚積，彌漫流注在肌膚和下肢，所以見到身體局部有浮腫。水濕內蘊，最易阻礙氣機運行，導致氣滯濕阻的病理變化，人就會覺得疲倦乏力、肢體困重、沒精打采。

中醫建議黃女士先用祛濕健脾的藥粥調理，暫時不需服用中藥。

【藥膳方】

赤小豆薏米粥

材料	赤小豆 50 克、熟薏米 20 克、芡實 20 克、生薑 3 片、大米 50 克
功效	健脾固腎利水
製法	1. 將赤小豆、薏米和芡實浸泡；生薑切絲。 2. 所有材料連同大米放入瓦鍋中，加入適量清水。 3. 先用武火煮沸後，改用文火煲 1 小時。 4. 待大米將熟時，加食鹽少許，調味即成。
用法	每周服用 2 至 3 次，不拘療程。

方解

這款藥粥較適合有水腫、皮膚鬆弛、肢體困重的更年期婦女服用。赤小豆是常用來煲湯煲粥的健康豆類，功能祛濕利水；熟薏米和芡實是健脾固腎的好材料，凡是脾虛腎虧、小便頻多的人士均適宜食用；生薑辛溫行氣，促進水液運行代謝。用以上材料煲粥，用於日常保健簡單實用。煲時也可放入適量瘦肉、田雞肉等清淡肉類，味道更佳。

五味子麥冬茶

- 生津潤喉、養陰止汗

病例

丁女士，50 歲。兩年前不幸患上鼻咽癌，曾經做過電療。之後經常覺得口乾口渴、咽喉灼熱感。丁女士任職中學教師，雖然患病後減少了講課的工作量，但只要連續講課大半個小時，她都覺得很費力，以前可不是這樣子的。

近半年丁女士的月經紊亂，周期時早時遲，最近又多了潮熱盜汗、煩躁失眠等症狀，她知道這與更年期有關。有同事介紹她用西洋參、蜜糖沖水飲，丁女士飲後覺得舒服，可又擔心西洋參偏涼，長期飲用是否會不適合她的體質，於是向中醫諮詢。

中醫診治

中醫見丁女士神情焦慮，對身體的不適症狀表現出過於敏感和憂心忡忡。每當感覺到鼻咽部乾燥、聲音沙啞，她便十分緊張，懷疑是否鼻咽癌舊病復發，以致晚上睡不著覺，加上半夜出現胸口部位陣陣潮熱，又影響了睡眠質量。

中醫察看丁女士的舌暗紅，苔少而乾，脈細。咽後壁充血，濾泡增生，咽喉黏膜乾燥。對於丁女士的情況，中醫認為係鼻咽癌電療後，咽喉局部陰津灼傷。而且由於更年期陰血津液不足，虛火上炎。加上經常講課和睡眠較差，令身體的陰血津液耗費更甚。中醫建議丁女士先用茶方調理，用五味子、麥冬、胖大海，每日泡水飲用。

【茶療方】

五味子麥冬茶

材料	五味子 5 克、麥冬 6 克、胖大海 1 粒
功效	養陰生津、潤燥利咽
製法	1. 將五味子搗碎，麥冬和胖大海（去核）剪碎。 2. 置於茶杯中，先用涼開水漂洗。 3. 沖入 600 毫升沸水，加蓋燜泡 3 分鐘即可飲用。
用法	代茶飲用，每日 1 次，反復沖泡飲至味道變淡為止。不拘療程。

方解

本方屬於茶方，用性味甘潤的中藥材焗水代茶飲，方便日常調理。方中五味子味道酸甜，有補腎寧心之功；麥冬有養陰生津、清心除煩之效；胖大海是常用於治療咽喉乾燥疼痛的中藥，有清利咽喉、消腫止痛的作用。飲時應先把茶液含在口腔一陣子，然後再慢慢吞嚥，讓茶液儘量多接觸咽喉部位。

像丁女士的情況，就較適合以茶方調理。一來可以像茶水一樣，每天多次頻頻飲用，當是飲水解渴；二來藥效直接作用於口腔、咽喉部，比內服中藥的效果更好。

對於經常講話，咽乾聲沙、咽喉腫痛的更年期人士，這款茶方也可與西洋參蜜糖水交替飲用；譬如：飲五味子麥冬茶一星期，再換成西洋參蜜糖水飲一星期，如此交替。以五味子麥冬茶養陰利咽，西洋參蜜糖水補氣潤燥，相得益彰。

素馨花茶

- 疏肝解鬱、消除煩悶

病例

陳女士，48 歲，從事會計工作。近半年來容易發脾氣，工作上的事情固然感到煩心，一些家庭小事也會讓她大動肝火，有時連她自己也覺得不知所謂。丈夫和子女都説她是到更年期了。

除了脾氣較煩躁，陳女士還有失眠。以前即使工作壓力再大，她也很快能夠入睡，但現在每晚要在床上轉輾反側一個小時才能勉強睡著，而且睡得也不踏實，經常發夢，甚至驚醒。有時睡至半夜，感覺到身體陣陣烘熱，頭頸和胸口位出汗，接住就醒過來，醒後難以再入睡。陳女士的家族有甲狀腺功能亢進和糖尿病史，她曾經懷疑自己是否也患有甲亢，但做過身體檢查，提示甲狀腺指標和糖尿指數均正常。

中醫診治

通過詳細問診，中醫了解到她是一位責任心強、做事要求盡善盡美的職業女性，性格外向，容易急躁。再望舌把脈，見她的舌色偏紅，舌邊舌尖紅絳，有芒刺，舌體瘦薄，苔薄黃，脈弦略數。四診合參，中醫辨為肝鬱化火之證。

中醫向陳女士解析，這是因為肝氣鬱結，肝火旺盛所引起的不適，是與更年期身體發生變化有關的。由於更年期臟腑功能減退，腎陰漸虧，陰精不足，腎水無以滋養肝木，以致肝陽偏亢。加之平時工作繁忙，日積月纍的壓力，使到情志不暢，肝氣鬱結。若得不到及時疏解，時間長了，肝鬱便會演變成肝陽亢盛，進而化為肝火。

以陳女士目前的身體狀況，既有陰虛所滋生的虛火，也有肝陽過盛所演變的實火，所以身體出現煩躁易怒、失眠易醒、潮熱盜汗等一系列火熱旺盛的病理變化。中醫建議陳女士可以先用茶方調理，以清除體內火熱，緩一步再針對更年期腎陰不足、精津虧虛而作調治。茶方用疏肝清熱的素馨花茶。

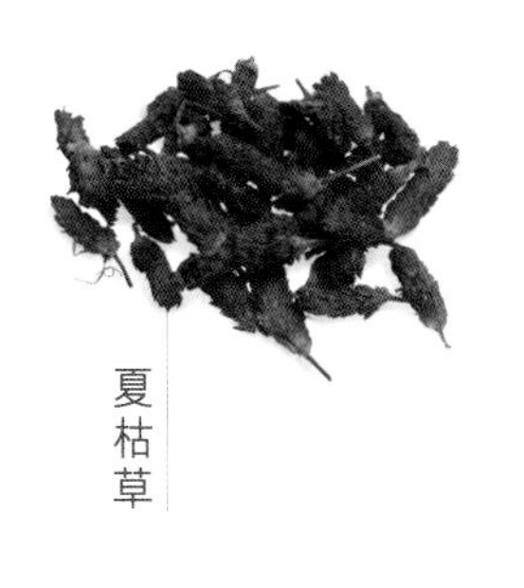
夏枯草

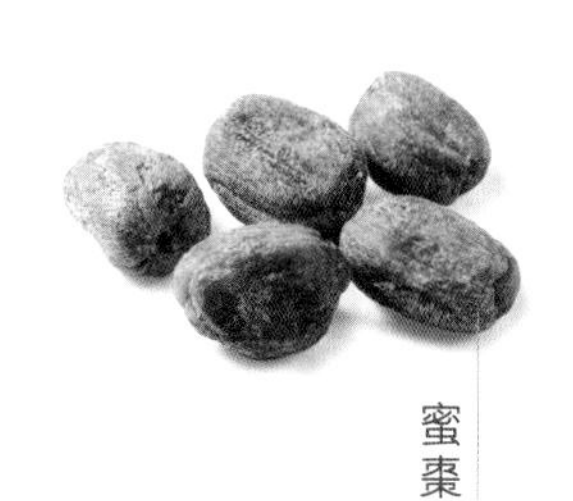
蜜棗

【茶療方】

素馨花茶

材料	素馨花 6 克、夏枯草 9 克、蜜棗 1 枚
功效	疏肝清熱
製法	1. 將三物置於茶煲中，先用清水漂洗一次。 2. 加入清水 800 毫升。 3. 武火煮沸後，轉為文火煎煮 15 分鐘，將茶湯倒入乾淨容器內備飲。
用法	代茶飲用，每日多次，1 日內飲盡。先飲 2 周，隔天飲用。

方解

這款茶方主要採用花草配搭清熱藥製成，其中素馨花是取自茉莉花屬植物素馨花的全株，採收後曬乾入藥。其氣味芬香，有疏肝清熱之效。花草類的中藥通常適合製作茶方，以素馨花加上夏枯草，可加強清泄肝火之力。蜜棗功能滋陰生津，兼且調和茶味。本茶方製作簡便，取茶湯分次飲用，便於日常調理保健。

羅漢果桑椹茶

• 清咽護眼、潤膚通便

病例

梁女士，53歲，任職小學教師。由於職業關係，梁女士每逢長時間講課，便覺得咽喉乾癢、聲音沙啞。最近又出現雙眼乾澀，夜晚視物不清，批改作業感到吃力。此外還有皮膚乾燥，大便秘結，兩至三天才有一次大便。

中醫診治

通過問診，中醫了解到她時有頭暈耳鳴，兩年前還曾出現過一段時間潮熱盜汗，後來服用中藥症狀基本消失，現在僅在工作緊張的情況下，偶然有輕微煩熱出汗。中醫察看到她的舌色暗紅，苔薄白，脈細澀，辨為肝腎陰虛、津血不足之證。建議先用羅漢果與桑椹子焗水，每日代茶飲，可改善咽乾眼澀。

【茶療方】

羅漢果桑椹子茶

材料	羅漢果 1/4 個、桑椹子 6 克
功效	清咽護眼、潤腸通便
製法	1. 將羅漢果捏碎，每次取 1/4 個的分量；桑椹子搗碎。 2. 將二物置於茶杯中，先用涼開水漂洗。 3. 沖入 600 毫升沸水，加蓋燜泡 2 分鐘即可飲用。
用法	代茶飲用，每日 1 次，反復沖泡飲至味道變淡為止。不拘療程。

方解

根據梁女士的年齡、身體狀況及職業特點，這款茶方可算是度身訂做。其中羅漢果味道甘甜，功能清熱潤肺、利咽開音、潤腸通便；桑椹子滋陰養血、明目護眼。每日焗水代茶飲，簡便易行，可作為改善眼澀、便秘等問題的調理茶方。

本方也可用新鮮羅漢果與桑椹子煲水，每日適量分次飲用。新鮮羅漢果在街市有售，如果能買到新鮮的桑椹子，也可作為日常保健水果食用。

燈芯竹葉茶

• 清泄心火、安神助眠

病例

吳女士，48 歲，任職保險經紀。近來工作壓力較大，加上需要照顧家中生病的老人，以致睡眠質量很差。每周總有一晚幾乎睡不著，其餘幾晚也睡得不好，模模糊糊睡著了，半夜又發夢醒來。吳女士不想服用安眠藥，於是找中醫調理。

中醫診治

中醫詳細詢問吳女士的情況，知道她是因為工作壓力引致失眠，而且容易發脾氣，潮熱出汗，還經常生痱滋。月經周期尚算準時，經色鮮紅，經量一般。察看舌色偏紅，舌尖有芒刺，苔薄黃，脈細數。中醫辨為心火亢盛之證，遂建議吳女士用茶方調理。

【茶療方】

燈芯竹葉茶

材料	燈芯草 3 紮、淡竹葉 5 克
功效	滋陰降火、清心安神
製法	1. 將材料稍加剪碎。 2. 置入茶杯中，先用涼開水漂洗一次。 3. 沖入 500 毫升沸水，加蓋燜泡 5 至 10 分鐘即可飲用。
用法	代茶飲用，每日多次，可反復沖泡，飲至茶味變淡為止。睡眠改善後可停止飲用。

方解

現代職業女性工作壓力大，像吳女士這樣事業心重的女性，為工作為家庭勞心勞神，是引致失眠最主要的原因。中醫學認為過度憂思操勞，會耗傷心血，心血不足，陰不制陽，心火內生。若心神被心火擾動，神志不寧則出現失眠煩躁、夢多易醒。心火循經絡上輸至舌，可見舌色紅絳，舌生痱滋。

這款茶方用燈芯草清心除煩利尿，淡竹葉清熱除煩。兩味中藥都是中醫臨床治療心火亢盛所導致的失眠、痱滋、小便短赤，效果頗佳。以焗水代茶飲的方式調理，簡便易行，茶味甘淡，較適合更年期婦女出現失眠心煩、生痱滋的時候用作日常保健，有改善睡眠質量、消除痱滋的效用。

花旗參石斛茶

- 補氣養胃、滋陰明目

病例

黃女士，53歲，家庭主婦。幼時多病，身體一向較差，平時易患感冒。十多年前患過肺結核，經過抗結核藥治療後痊癒。黃女士前年已停經，近一年夜間常有失眠盜汗，白天感覺疲倦乏力，時常有心悸胸悶不適。每當行遠路、走得快或上樓梯時便覺氣短氣緊、出汗較多。

黃女士做過身體檢查，除了女性雌激素水平稍為偏低，心電圖和其餘驗血報告均正常。為了改善身體，黃女士於是找中醫調治。

中醫診治

中醫注意到她的形體偏瘦，精神較易緊張焦慮，常為一些小事操心勞神，平時容易情緒低落，甚至無緣無故想哭，屬於典型的更年期情緒精神症狀。再察看舌色淡，舌邊尖偏紅，苔少，脈細無力。此外還有眼澀、視力減退、食慾不振等問題。

四診合參，中醫辨為氣陰兩虛之證，建議先用茶方作日常調理。

【茶療方】

花旗參石斛茶

材料	花旗參 6 克、石斛 3 克
功效	補氣養胃、滋陰明目
製法	1 將花旗參切片。 2 將材料置入茶杯中，先用涼開水漂洗一次 3 沖入 500 毫升沸水，加蓋燜泡 5 分鐘左右即可飲用。
用法	代茶飲用，每日多次，可反復沖泡，飲至茶味變淡為止。不拘療程。

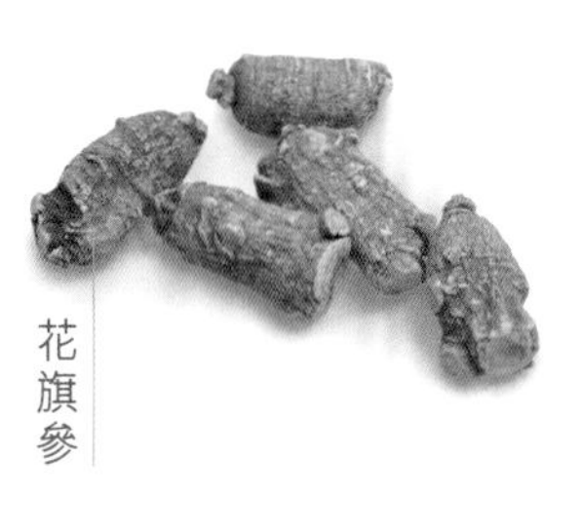

花旗參

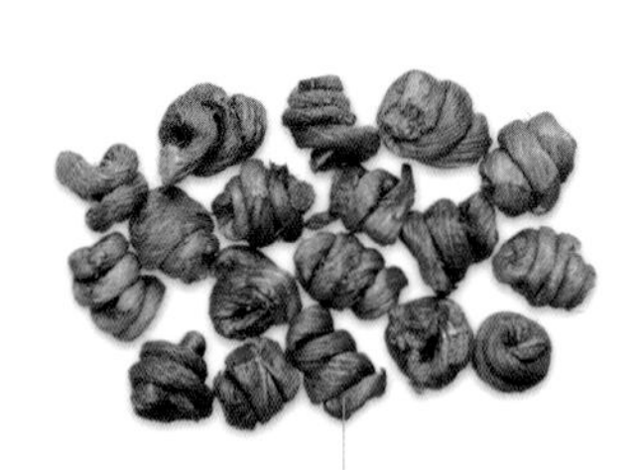

石斛

方解

這款茶方配料簡單，花旗參和石斛都是常用的養陰生津藥材。花旗參補而不燥，在南方炎熱潮濕的地區尤為適用，用之煲湯焗茶飲均可。其藥性微寒、味甘，既能補氣，又能滋陰生津。石斛是蘭科草本植物環草石斛的莖塊，經炮製後入藥，其性寒涼、味甘淡，功能養胃生津、滋陰明目。石斛有良好藥用價值，被譽為「九大仙草之首」，《綱目拾遺》載：「清胃除虛熱，生津，已勞損，以之代茶，開胃健脾」，名貴品種有霍山石斛和鐵皮石斛。

部分更年期婦女因身體虛弱，素有元氣虛疲，或本屬氣虛體質，加上年逾七七之齡，月經停閉後身體陰津虧虛，形成氣陰兩虛的病理變化。用花旗參配石斛焗水代茶飲，較適合氣短乏力、胃脹食少、口乾眼澀的更年期婦女日常保健飲用。

第4章

穴位保健

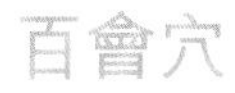

百會穴

• 清利頭目增記憶

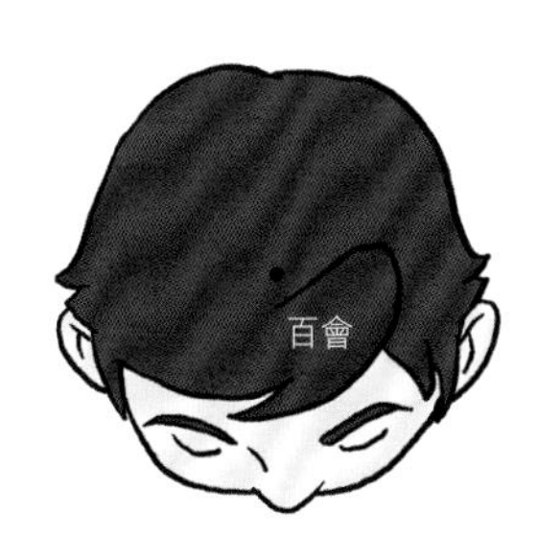

定穴

百會穴位於頭頂最高位，在前髮際正中直上 5 寸之處，相對於兩耳尖連線與頭面部前正中線的交點。

功效

本穴屬於督脈穴位，亦是督脈與足太陽膀胱經的交會穴，有醒腦開竅、升陽固脱之功效。中醫臨床常用百會穴治療中風脱證、昏厥休克或美尼爾氏綜合症（俗稱「耳水不平衡」），所用方法多用艾條或艾炷溫灸。

百會穴是具有典型雙向調節作用的穴位，既能升陽固脱，又能潛陽熄風。現代研究表明，刺激百會穴對原發性高血壓有降壓作用，對失血性低血壓有升壓作用。

因此無論是高血壓抑或低血壓患者，都可使用這個穴位進行防治和保健。

日常養生保健，可用手指按壓或按揉百會穴，對紓緩更年期頭痛頭暈、失眠健忘，增進記憶力有一定幫助，而且還能穩定血壓。至於有低血壓的更年期人士，通常採用艾灸的方法，效果會更好。

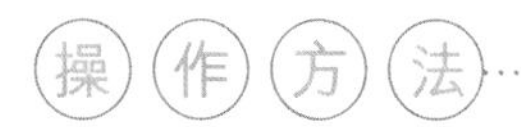

操作時可用單手食指或中指按揉穴位 5 分鐘左右，力度以個人感覺舒服，或覺得穴位有痠脹感覺即可。每日按 2 至 3 次。

按完百會穴，亦可順便按揉周圍的四神聰穴。距百會穴旁開 1 寸的位置，前後左右共有四穴。一起按百會穴和四神聰穴，可增強清利頭目、醒腦醒神的效用。

神門穴

- 安神定驚助睡眠

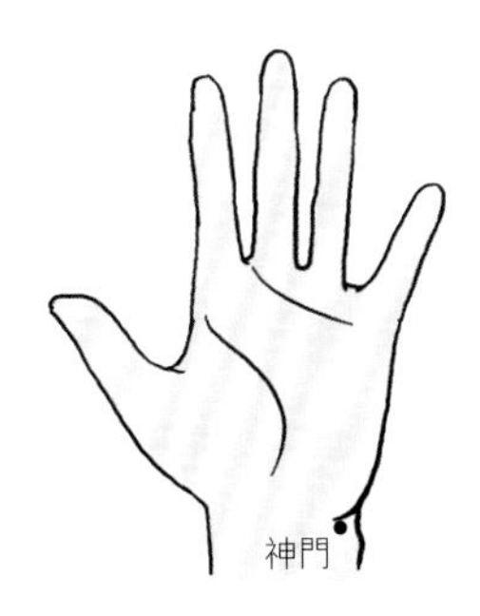

定穴

神門穴位於手腕部，靠小指這一邊，沿著小指向下延伸、手腕關節的橫紋處，當腕掌側橫紋尺側端，尺側腕屈肌腱的橈側凹陷處。左右手各有一穴。

功效

本穴屬於手少陰心經穴位，具有寧心安神、疏經活絡的功效。中醫臨床常用於治療心煩失眠、心悸易驚、神經衰弱、手掌心熱。日常養生保健，按揉神門穴可以改善心臟或神志的相關疾病。

更年期婦女經常會遇到心煩失眠的情況，有時整夜睡不好，半夜又出現心悸、盜汗，或者手心足心發熱，這是由於心火擾亂神志、心神不寧所致。臨睡前按壓神門穴，可以紓緩心煩心悸、緊張焦慮的情緒，有助入睡。現代研究發現本穴具有改善心臟缺血缺氧狀況，對心臟有雙向調節的作用，可用於心動過速和心動過緩，既可減輕心能量過度消耗，也能提高心臟搏出量。

白天如有潮熱煩躁、心悸易驚，也可即時按揉神門穴。並配合深呼吸，放鬆緊張心情，很快便會收到安神定驚的效果。

部分更年期婦女還有記憶力減退、精神不集中的情況，也可通過按壓神門穴得以改善。

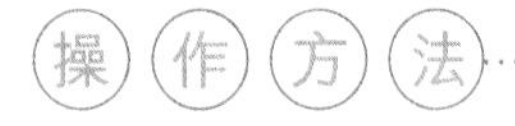

操作時用單手拇指或中指按揉穴位，每側按 1 分鐘，然後換對側穴位，左右手穴位各按揉 5 分鐘。按至穴位有痠、麻、脹感最佳。

內關穴

- 紓緩心悸通經脈

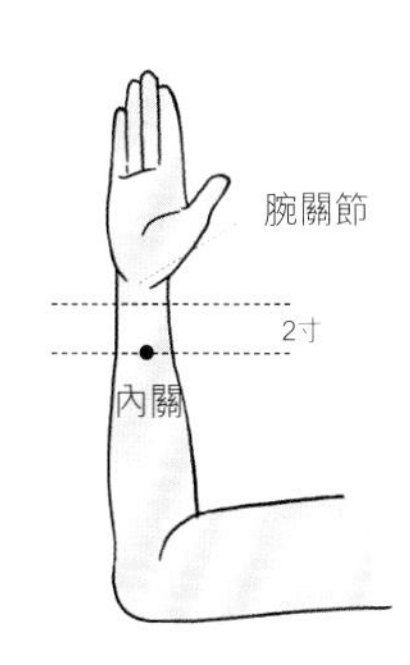

定穴

內關穴位於上肢前臂，向著掌心這一側。從腕橫紋中點處，往手肘方向上 2 寸，當掌長肌腱與橈側腕屈肌腱之間。左右手各有一穴。

功效

本穴屬於手厥陰心包經穴位，亦是治病保健的重要穴位，具有寧心安神、理氣和胃、疏經活絡等諸多功效，晉代醫家皇甫謐所著《針灸甲乙經》曰：「心澹澹而善驚恐，心悲，內關主之。」中醫臨床常用於治療心悸失眠、頭痛頭暈、胃脹作嘔、上肢痹痛等症狀。

更年期婦女常有心悸胸悶不適，中醫學認為多與心神不寧、心血不足有關。個別女性還會出現頭暈眼花、疲倦乏力不適，這有機會是由於血壓偏低引起的。現代研究發現刺激內關穴有升高血壓、改善心腦血液供應的效用，對於時常心悸頭暈、血壓偏低的婦女，按揉本穴是有效改善症狀的簡易措施。

內關穴還有一個良好功效，就是止嘔止呃。有些 50 來歲的婦女坐車坐船容易眩暈噁心，還有一些本身患有「耳水不平衡」的患者，眩暈眼花、噁心嘔吐會更加厲害。這時可以大力按揉內關穴，收到定眩止嘔的效果。此外，如有胃脹噯氣、呃逆連連（打嗝），也可按壓本穴予以緩解。

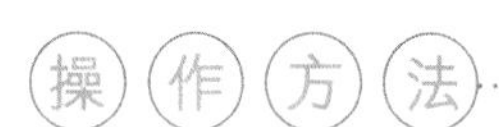

本穴作為治病保健之要穴，平時可以經常按揉。

操作時用拇指指腹按在穴位上，其餘四指順勢握住手腕外側，有節奏地按壓 2 分鐘，力度因人而異，按後應有痠、麻、脹感，並放射至手指端或上臂。左右手穴位輪流按揉，每日 2 至 3 次。

足三里

• 培元固本強身體

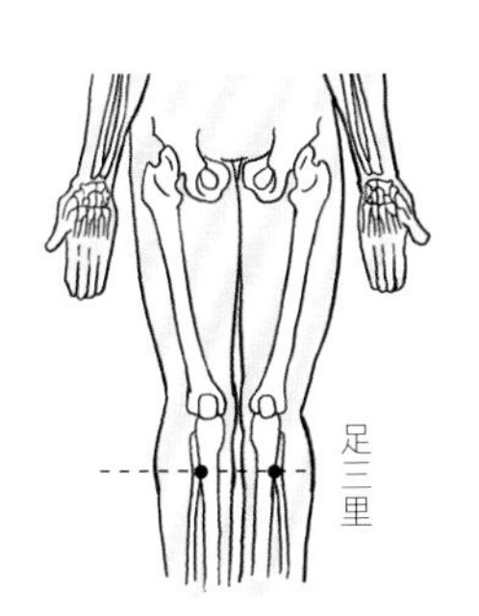

定穴

足三里位於小腿前外側，膝蓋下約四橫指、小腿脛骨外側約兩橫指的位置。左右腿各有一穴。

功效

足三里屬於足陽明胃經穴位，胃經是多氣多血之經，按摩足三里有強身健體、扶正培元、健脾和胃、調和氣血的效用，非常適合體質虛弱人士日常保健。

踏入更年期之後，不論女性或男性，身體氣血開始漸而虧虛，脾胃消化吸收功能亦隨之減弱。中醫學認為脾胃為「後天之本」，氣血生化之源。脾胃虛弱，必然導致氣血生化不足，臟腑器官組織缺少氣血濡養，亦會出現退化。更年期婦女常見面黃、頭暈、疲倦不適，以及男性脫髮、肥胖、陽痿等問題，都與氣血不足有密切關係。

古代養生十分重視足三里的保健，中醫養生口訣有云：「若要安，足三里常不乾」。意思是若要身體安康無疾，就要經常刺激足三里。古人用艾火直接灸足三里的方法，在該處皮膚表面形成疤痕，通過疤痕收縮，長時間刺激穴位，達到強身健體的目的。

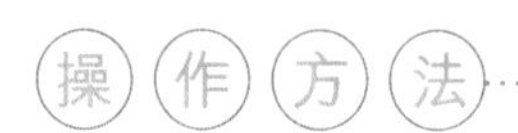

現代人也可以用艾條來溫灸足三里，但就不需要直接灸，用間接灸即可。以艾條點燃端對準穴位，距離皮膚大約 1 至 2 寸，反復迴旋、雀啄溫灸，以自我感到溫熱舒服、皮膚微微發紅為度。操作時注意掌握艾條與皮膚的距離，不可貼得過近，以免皮膚燙傷。艾灸足三里對脾胃功能差、時常胃脹腹瀉、氣血較弱的更年期人士很適用，可改善胃腸功能，增進食慾。現代研究證明艾灸足三里有雙相調節胃腸運動作用，既能止瀉，又能通便。

如果嫌艾灸麻煩，也可用手按壓、按揉、拍打足三里。操作時用拇指指腹分別按揉雙側穴位各 10 分鐘，力度可以稍大一些，按至小腿有痠、麻、脹感。或者用握手空拳，有節奏地捶打穴位數十下。每天 2 至 3 次。

經常按摩刺激足三里，能夠增強體質、提高人體的抵抗力，以及促進機體受損組織的修復，延緩衰老。處於更年期的人士，如有脾胃功能紊亂、腹瀉便秘、失眠易倦、食慾不振等問題，足三里可說是最佳的保健穴位。

豐隆穴

- 健脾化痰祛水腫

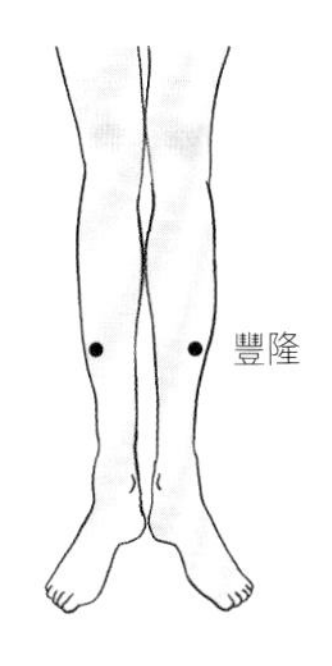

定穴

豐隆穴位於小腿前外側，當外踝尖上 8 寸，距脛骨前緣兩橫指的位置。左右腿各有一穴。

功效

豐隆穴屬於足陽明胃經穴位，是「治痰」之要穴。中醫學認為痰是由體內水液代謝障礙所產生液態狀的病理物質，按形態區分為水、濕、痰、飲四種，統稱為「痰濁」。更年期由於身體新陳代謝減慢，體內水液較易聚集。不少更年期人士總是抱怨體重一直上升，即使飯量很少和時常運動，也控制不了體重。如果從中醫學角度來看，這其實是體內痰濁聚集過多所導致的問題。

操作方法

操作時用拇指指腹分別按揉或按壓雙側穴位各 5 至 10 分鐘，按至小腿有痠、麻、脹感。每日 2 至 3 次。

「治痰」

所謂「治痰」，就是要通過益肺健脾、補腎利水的方法，把痰濁排出體外，以免長時間積聚在體內，影響臟腑功能與氣血運行，甚至成為腫塊結節的病理基礎。中醫學所指的「痰」，又包括有形之痰和無形之痰。

有形之痰是肉眼可以見到的，由肺部咳出來的痰，便屬於有形之痰；而無形之痰，會停留在臟腑組織、經脈皮肉之間，肉眼或現代檢查儀器就未必能清楚地見到了，但只要體內有痰濁，人體外表或患者自我感覺，多少總會有一些徵象。譬如：皮膚浮腫、較多皺紋，或下肢水腫，體形肥胖臃腫、肌肉鬆弛不結實，容易疲倦、氣短胸悶等，都是體內有痰濁的表現。

按摩豐隆穴有健脾和胃、化痰辟濁的功效。中醫臨床常用於治療由痰所引發出來的諸多病症，如咳嗽痰多、肢體浮腫、過度肥胖等。此外，凡是頭暈目眩、頭腦不清醒、耳水不平衡所致噁心嘔吐等，也用到這個穴位治療。

對於體形肥胖、容易浮腫或患有「三高」症的更年期人士，平時可以多按揉、按壓豐隆穴。現代研究發現針刺雙側豐隆穴 2 周後，血脂指標可以明顯下降，證明本穴有良好的降脂效用。

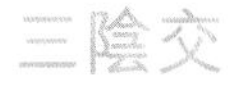

三陰交

• 女性保健特效穴

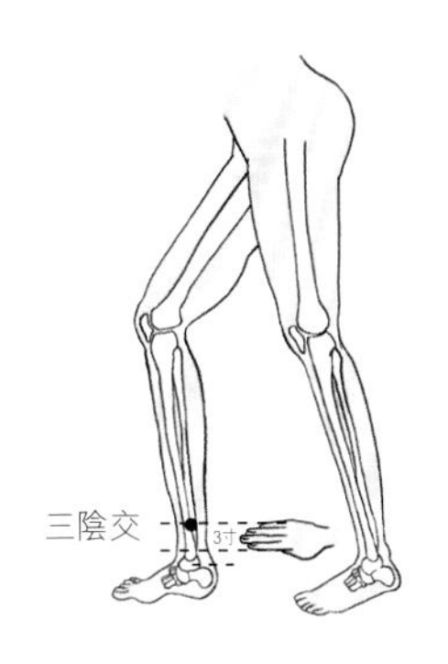

定穴

三陰交位於在小腿內側，當足內踝尖上 3 寸，脛骨內側緣後方。左右腿各有一穴。

功效

本穴是足太陰脾經、足少陰腎經、足厥陰肝經的交會穴，匯集三條經脈的經氣，是人體治病保健重要的穴位，有調經止帶、補益肝腎、健脾和胃的功效。

女性一生與血的關係尤為密切，女性特有生理現象——經、孕、產、乳無一不涉及血，也無一不耗費精血。故有謂：「女子傷於血，男子傷於氣」。到了更年期，身體的氣血精津難免虧虛不足，若加上多育多產、久病舊疾，則耗費精血更甚，以致出現各種不適症狀或新發疾患。

中醫學認為肝藏血、脾統血、腎藏精，精又能化血。通過刺激肝、脾、腎經的交會穴，能調整三臟的生理功能，促進精血旺盛。故此針灸三陰交可治療多種婦科病，如月經不調、崩漏、產後血暈、帶下病、不孕等。該穴成為治婦科病、血病之要穴。

三陰交還是治療失眠的常用穴，現代研究證明刺激三陰交可緩解心動過速、房顫及早搏。凡有虛火擾心、心悸心慌、失眠易驚的更年期婦女，每天睡前輕輕按柔雙側的三陰交，可以安神定志，紓緩緊張情緒，有助入眠。本穴尚有一定的降血糖作用，對患有糖尿病的更年期婦女而言，按摩三陰交更是合適。

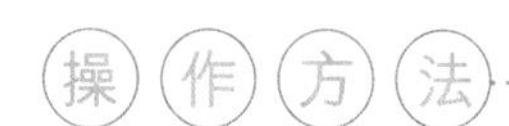

操作時用拇指指腹分別按揉雙側穴位各 5 至 10 分鐘，力度因人而異，按至有痠、麻、脹感為度。每天可按 2 至 3 次。

經常按三陰交，調理肝脾腎三臟，促進氣血精津化生，使到精血漸虧的更年期婦女有充足的營養物質滋潤濡養，身體內外健康，自然容光煥發。

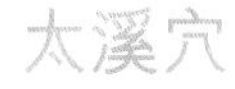

• 滋陰降火治盜汗

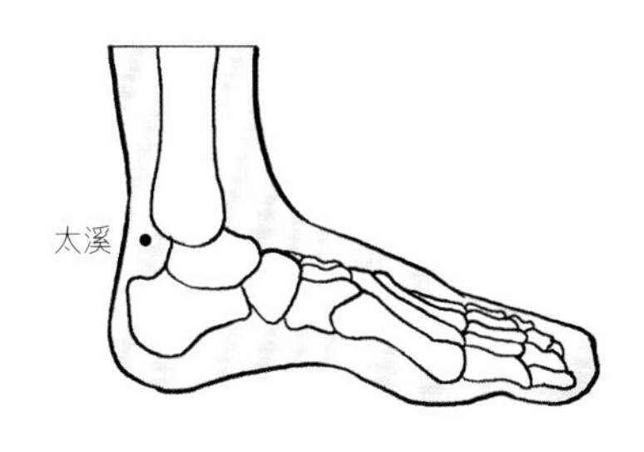

定穴

太溪穴位於小腿內踝尖與跟腱之間的凹陷處。左右腿各有一穴。

功效

本穴屬於足少陰腎經穴位，有益腎滋陰功效，是清降虛火的主要穴位。中醫臨床常用來治療與腎陰虛有關的病症，諸如女性月經過多或過少、先後不定期、痛經等，又或男性遺精陽痿、尿頻腰痠。

更年期婦女之腎陰多有虧虛，按五行歸屬，腎屬水，肝屬木，心屬火。五行相生相剋次序為：水生木，水剋火。若臟腑功能失調，腎水（腎陰）不足，水不涵木，肝陰得不到腎陰滋養，則呈現肝陽亢盛、肝火上炎的病理變化。症狀可表現為頭暈頭痛、口乾咽燥、耳聾耳鳴。另一方面，由於腎水虧虛，不足以剋制心火，出現水火不濟、心腎不交的病理狀態，心火旺盛就會導致煩躁失眠、潮熱盜汗、驚悸夢多。這些症狀都是更年期時常出現的病症。

現代研究還發現針刺太溪穴有增強腎功能、降壓消腫的作用。患有高血壓、失眠、下肢浮腫的更年期婦女，很適合以太溪穴作為養生保健的穴位。

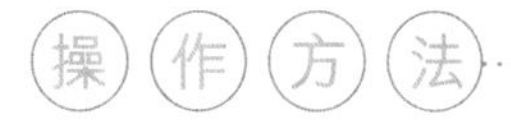

操作時用拇指指腹分別按揉雙側穴位各 5 至 10 分鐘，按至有痠、麻、脹感為度。每日按 2 至 3 次。

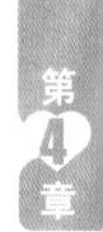

太沖穴

• 疏肝解鬱穩情緒

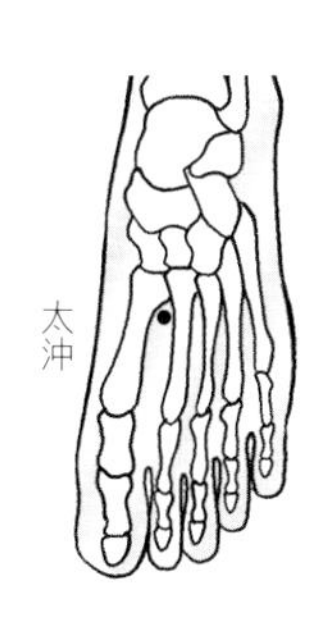

定穴

太沖穴位於足背側，第一、二蹠骨結合部之前凹陷處。左右腿各有一穴。

功效

本穴屬於足厥陰肝經穴位，有平肝熄風，疏肝解鬱的功效，是平肝熄風的重要穴位，中醫臨床用以治療頭痛頭暈、口眼歪斜、下肢痿軟等病症。亦可作為預防中風之日常保健穴。

更年期婦女的情緒較易波動，時常有抑鬱焦慮、消極低沉的不良情緒。中醫學認為是因情志不遂，肝失疏泄，以致肝氣鬱結，氣機不暢。若肝鬱日久，得不到有效疏解，肝氣鬱而化火，形成肝火亢盛的病理變化，進而加重情志失調、臟腑功能紊亂。所以更年期婦女常有頭痛頭暈、煩躁易怒、口苦咽乾、月經失調等症狀，這都與肝鬱氣滯、鬱而化火有一定關係。中醫治療保健是以平肝疏肝、解鬱化火為治法，可用中藥與針灸配合使用，其中針灸所取穴位多以太沖穴為首選。通過疏解肝鬱、調順氣機，紓緩更年期因肝鬱引起的諸多不適症狀，還能預防肝火上亢所致的高血壓、頭脹頭痛。現代研究發現針刺本穴有降壓鎮靜的效用，是臨床治療高血壓的常用穴位。刺激太沖穴還有一個效果，就是消除眼袋和眼部皺紋，對於愛美的女性來說，這可是一個很好的美容穴。

　　無論女性或男性，處於更年期的人士都可以把太沖穴作為日常養生保健的穴位，尤其適合患有高血壓的更年期婦女。

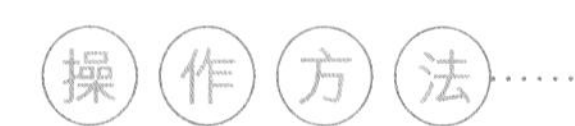

　　操作時用拇指指腹分別按揉雙側穴位各 5 至 10 分鐘，按至有痠、麻、脹感為度。每日 2 至 3 次。

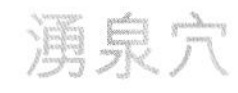

湧泉穴

• 益腎降火除煩熱

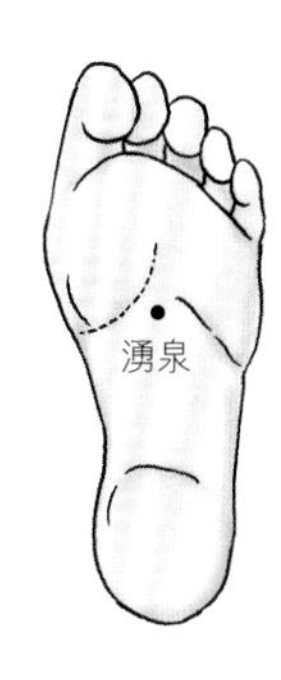

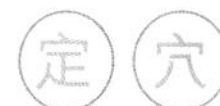

定穴

湧泉穴位於足底部，卷足時足前部凹陷處，約當足底二、三趾趾縫紋頭端與足跟連線的前 1/3 與後 2/3 交點上。左右腿各有一穴。

功效

本穴屬於足少陰腎經穴位，處於人體最低點，是中醫常用來「上病下治」的穴位，有益腎降火、引火歸原、平肝熄風的功效，對高血壓引起的頭痛頭暈尤為合用。

更年期婦女腎陰虧虛，陰虛則火旺，故有潮熱盜汗、心煩易怒。若虛火循經上炎，擾動肝陽上亢，加上腎水無以制約心火，心火旺盛，形成虛實火熱夾雜的病理格局，還會出現頭暈耳鳴、頭痛頭脹等症狀。如果患者本身患有高血壓，上述症狀將更為明顯。現代研究發現刺激湧泉穴有降壓作用，箇中機理若用中醫學理論解釋，是湧泉穴有降火熄風的功效。虛火得以潛降，肝陽肝風亦隨之而平熄。

按摩湧泉穴還有一個好處，是紓緩足底心熱。更年期人士常有的五心煩熱——雙手心、雙足心、心口位自覺發熱，其中一處就是感覺足心異常發熱，這是腎陰虧虛、虛火內盛的一種自我症狀表現，而湧泉穴剛好位於足心，按之有引火歸元（腎）之效用。

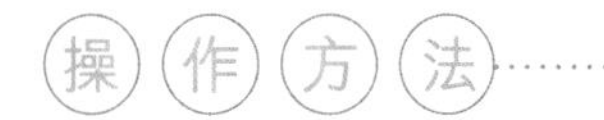

每晚臨睡前用左手掌擦右腳心，右手掌擦左腳心，輪流交替擦至發熱為止。不僅能消除足部疲勞，又能紓緩潮熱、足底心熱的不適感，有助入眠。

若在按摩前，先用熱水泡足，效果會更好。

降壓溝

• 穩定血壓減頭痛

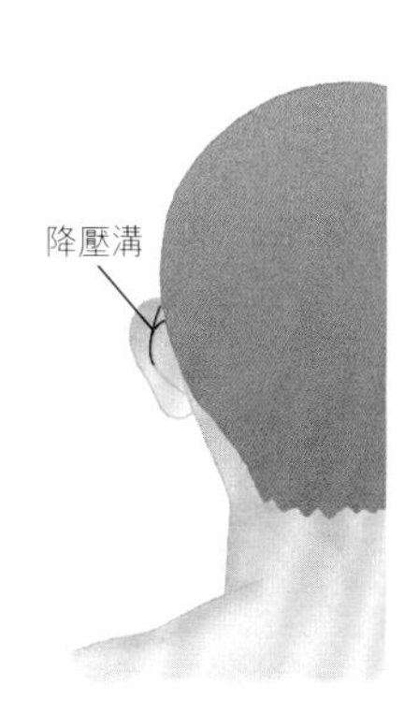

定穴

降壓溝不是一個穴位，而是一個部位，位於耳廓背面，由內上方斜向外下方的一條凹溝，相當於眼鏡腿尾部置放的位置。左右耳各一。

功效

顧名思義，降壓溝的作用主要用於降低血壓，從中醫學角度來看，具有調和氣血、通經活絡的功效。更年期婦女多處於 50 歲左右，男性則在 50 至 60 歲，這個年紀患有高血壓的人士不在少數。若加上情緒、壓力、睡眠質素等因素影響，血壓較易變得不穩定，會對身體造成一定的危害。

更年期人士日常養生保健的一個措施就是控制血壓，以防血壓持續升高，到了老年期出現心腦血管病的機會大增。

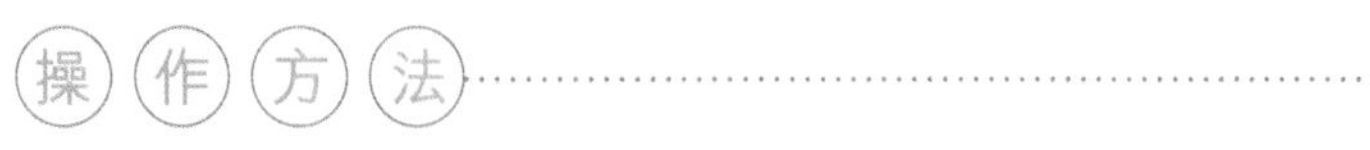

對於患有高血壓的更年期人士，平時除了藥物治療之外，按摩穴位也是一種簡易有效的保健方法。操作時用雙手拇指由上至下按揉，頻率為每分鐘 90 次左右，每次按 5 分鐘左右，按至耳部紅熱、微微發脹為度，每日 2 至 3 次。亦可配合按揉耳廓正面耳甲腔、耳屏和耳廓外緣等部位，可以起到良性刺激神經系統、穩定和降低血壓的綜合效用。

第5章

個人化保健方案

更年期綜合症的臨床表現為潮熱盜汗、煩躁失眠、心悸頭暈以及精神情緒改變，是不是所有更年期人士都會出現相同的症狀呢？當然不是。因為每個人的體質不同，所出現的症狀自然各有差異，即使同一症狀也有輕重之分。

體質是人體受到先天遺傳和後天諸多因素的影響，形成了不同個體具有自身相對穩定的生理特性。如有些人的體質偏熱，較易出現熱氣、長暗瘡、大便乾結，而有些人的體質偏寒，較易怕冷、手腳冰凍、疲倦乏力。坊間概稱這兩種體質為「熱底」和「寒底」。到了更年期，雖然身體表現出不同程度陰虛火旺的變化或傾向，但人的個體基本上還是維持著原有的體質，這是由於人的個體具有相對穩定的生理特性所決定的。

按照《中醫體質分類與判定》標準，人體可劃分為九種基本體質類型，包括：平和體質、氣虛體質、陽虛體質、陰虛體質、痰濕體質、濕熱體質、血瘀體質、氣鬱體質和特稟體質。除了平和體質，其餘八類均屬偏頗體質。不同體質的人士在更年期的徵象表現各自特點，若能辨識這些特徵，結合更年期人士的主要症狀，便能採取適當的方法，有針對性地治療或紓緩相應的病症。

以下分別解構九類體質的特徵，及其更年期的主要症狀表現，並簡介各類體質人士的保健方案。

平和體質保健方案

特徵表現

體形勻稱健壯，面色膚色潤澤，頭髮稠密有光澤。目光有神，嗅覺靈敏，唇色紅潤，精力充沛。不易疲勞，耐受寒熱，睡眠和飲食良好，大小二便正常。舌色淡紅，苔薄白，脈和緩有力。性格隨和開朗，平素較少患病，對自然環境和社會環境適應能力較強。

病徵表現

平和體質人士通常身體較好，即使到了更年期也不一定會出現不適症狀，或僅有輕微的潮熱，且持續時間不長。偶有失眠情況，但不影響體力和精神。

保健方案

平和體質人士在更年期主要因應身體的生理變化，予以滋陰養血為主。維持既往的起居飲食習慣即可，不需要進行特別的調補措施。如果想通過食物增強體質、延緩衰老，可適量多食枸杞子、紅棗、龍眼肉、黑豆、黑木耳、黃豆、豆腐等健康有益食品。

氣虛體質保健方案

特徵表現

面色淡白，肌肉鬆軟，不夠結實。不耐勞，稍微勞動或走得急便全身大汗。不愛講話，或講話聲音低弱無力。容易疲乏，肢體乏力，精神不振。舌淡紅、邊有齒痕，脈細弱。個性較內向，不喜歡冒險。平時易患感冒、內臟下垂等疾病，病後康復緩慢。

病徵表現

夜間潮熱盜汗，日間出汗也較多。輕微怕風，月經量偏多，或經期延長，點滴不淨。時常有心悸頭暈，睡眠不踏實，夢多易醒，夜尿頻多。

保健方案

【保健原則】

氣虛體質人士在更年期應重點補氣，兼以養陰。可通過食療藥膳、湯水茶方和起居調攝進行日常保健。

【適宜食物與藥材】

食物	黃豆、眉豆、花生、玉米、冬菇、瘦肉、豬肚、豬骨、烏雞、老母雞、乳鴿、鵪鶉
藥材	人參、黨參、太子參、淮山、黃芪、白朮

【推薦湯水與茶方】

沙參玉竹豬骨湯

材料	沙參 15 克、玉竹 15 克、黃芪 20 克、蜜棗 2 枚、豬骨 250 克
功效	健脾補氣、滋陰養顏
製法	1. 將豬骨洗淨，斬成細塊。 2. 連同其他材料放入瓦鍋中，酌加適量清水。 3. 用武火煮沸後，改文火煲 1 個半小時，加鹽少許，調味即成。
用法	飲湯食肉，每周 2 至 3 次。不限療程。
方解	沙參、玉竹有補氣滋陰功效，黃芪為健脾補氣良品，配合蜜棗滋陰養血調味，豬骨健脾和胃。諸物煲湯飲用，較適合氣虛體質人士，症見疲倦乏力、汗多皺紋多、皮膚乾燥、肌肉鬆弛者日常調理。

太子參杞子茶

材料	太子參 9 克、枸杞子 12 克
功效	補氣滋陰
製法	1. 將太子參稍加搗碎，與枸杞子一起置於茶杯中。 2. 先用涼開水漂洗。 3. 再沖入500毫升沸水，加蓋焗泡3分鐘即可飲用。
用法	代茶飲用，每日 1 次，反復沖泡飲至味道變淡為止。不限療程。
方解	太子參益氣健脾、生津潤燥；枸杞子補益肝腎、滋陰明目。二物合用沖泡飲用，簡單方便，較適合雙眼乾澀、視物不清，屬於氣虛體質人士日常調理。

起居調攝

日常起居調攝，應避免過度操勞，注意多休息。不宜從事重體力勞動或激烈的體育運動，以免耗費元氣。避免大量出汗，因汗出津液流失較多較快，氣隨津脱，使得身體氣陰更虧，虛火更旺，進而加重潮熱盜汗、心悸失眠等症狀。

喜歡運動的人士，可做運動量較輕的八段錦、二十四式楊氏太極拳、靜氣功等，有利於培補元氣、舒筋活絡，改善機體新陳代謝，紓緩更年期的不適症狀。若氣虛較甚，動則出汗、心悸胸悶明顯者，可請中醫師予以專業調治。

陽虛體質保健方案

特徵表現

面色青白，或面部浮腫。畏寒怕冷，手足冰凍，冬天尤甚。喜熱喜溫，不好冷飲。肌肉鬆軟，下肢臃腫，或有腳腫。容易疲倦，精神不振，或萎靡嗜睡，大便稀爛，小便清長。舌淡胖嫩，脈沉遲。個性多沉靜內向，不好動，耐夏不耐冬。

病徵表現

陽虛和陰虛是相反的病理變化，中醫認為陽虛則寒，陰虛則熱。所以陽虛體質人士在更年期可出現寒熱夾雜的症狀，症狀表現為既有畏寒怕冷，又有潮熱煩熱；一時手足冰凍，一時又有手足心發熱。症狀可以是病性相反地交替出現。還有一種表現是由於體質關係，本來屬於更年期特有陰虛火旺的情況反而不明顯，因此部分陽虛體質人士自覺更年期症狀較輕，甚至沒有症狀。

保健方案

【保健原則】

陽虛體質人士在更年期應以調和陰陽為原則，既要溫陽，又要滋陰。可通過食療藥膳、湯水茶方及起居調攝進行日常保健。

【適宜食物與藥材】

食物	桂花、生薑、黑豆、核桃肉、韭菜、豬尾、豬腰、羊肉、牛肉
藥材	鹿茸、巴戟、川斷、杜仲、肉桂、牛膝、木香、當歸、川芎

【推薦湯水與茶方】

杜仲黑豆豬腰湯

材料	杜仲 15 克、黑豆 50 克、白酒 20 毫升、豬腰 2 個
功效	溫陽祛寒、滋陰補血
製法	1. 先將豬腰洗淨切塊，用白酒小炒。 2. 連同杜仲、黑豆放入瓦鍋中，酌加適量清水。 3. 用武火煮沸後，改文火煲 1 個半小時，加鹽少許，調味即成。
用法	飲湯食肉，每周 2 至 3 次。不拘療程。
方解	杜仲溫陽補腎，黑豆滋陰補血，白酒祛寒通絡，豬腰功專補腎。合而煲湯，較適合陽虛體質人士，症見畏寒怕冷、手足不溫、疲倦乏力明顯者於秋冬季節調養身體。

桂花紅茶

材料	祁門紅茶 6 克、桂花 3 克
功效	溫陽活血
製法	1. 將二物置於茶杯中，先用涼開水漂洗。 2. 沖入 500 毫升沸水，加蓋燜泡 2 分鐘即可飲用。
用法	每日 1 次，反復沖泡飲至味道變淡為止。不拘療程。
方解	祁門紅茶屬於紅茶類，茶性溫，功能溫陽活血；桂花性溫，花香馥郁，功能開鬱行氣。合用沖泡，適合陽虛體質人士作為日常茶飲調理。本方也可用雲南滇紅茶、英德紅茶或福建正山小種，三種皆屬紅茶類，茶性偏溫。

起居調攝

平時應多曬太陽，不僅可以預防更年期骨質疏鬆，又能溫煦身體，改善機體新陳代謝。適量多運動，舒暢氣血暢運。另外應避免進食生冷寒涼食物，如魚生、沙律、冰凍食物或飲品、性味苦寒的涼茶皆屬不宜。

秋冬季節注意避風寒，加強保暖。部分陽虛體質人士在更年期因有潮熱煩熱不適，往往不欲蓋被或減少穿衣，以致不慎受寒感冒，這是需要注意的事項。

陰虛體質保健方案

特徵表現

體形偏瘦，雙顴潮紅。手足心熱，口燥咽乾，喜好冷飲，大便乾燥。舌紅少津，脈細數。個性外向好動，容易心煩氣躁，耐寒不耐暑。

病徵表現

陰虛體質人士一直處於陰液不足的生理狀況，更年期不適症狀較為明顯和嚴重。潮熱發作次數頻密，夜間盜汗較多，失眠夢多，甚至烘熱煩熱，徹夜難眠。情緒不穩定，心煩易怒。部分更年期婦女月經量多，周期縮短，或有經間期陰道少量出血現象。

保健方案

【保健原則】

飲食應以清熱降火、滋陰生津為重點，「寓治於食」，通過食療藥膳、湯水茶方糾正偏頗體質，消除或紓緩更年期不適症狀。

【適宜食物與藥材】

食物	百合、蓮子、海底椰、羅漢果、霸王花、西洋菜、白菜乾、金針菜、枸杞葉、馬蹄、水鴨、水魚、生魚、淡菜、生蠔、蠔豉、鴨腎
藥材	花旗參、石斛、沙參、玉竹、生地、麥冬、玄參、白芍、牡丹皮、地骨皮、枸杞子、五味子、黃柏、青蒿

【推薦湯水與茶方】

西洋菜蠔豉豬腰湯

材料	西洋菜 350 克、蠔豉乾 3 至 5 隻、玉竹 30 克、蜜棗 2 枚、豬腰 200 克
功效	清熱降火、滋陰補腎
製法	1. 將蠔豉洗淨浸軟，切開小塊；豬腰洗淨切塊。 2. 再連同其他材料放入瓦鍋中，酌加適量清水。 3. 用武火煮沸後改文火煲 1 個半小時，加鹽少許，調味即成。
用法	飲湯食肉，每周 2 至 3 次。不拘療程。
方解	西洋菜性涼、味甘，清熱挫火功效較好，是廣東地區常用的煲湯材料；蠔豉功能補腎滋陰，用來煲湯味道濃郁；配合玉竹、蜜棗養陰生津、調和湯味，豬腰健脾補虛。合用煲湯，適合虛火較盛，潮熱煩熱明顯、口乾咽燥、失眠夢多之陰虛體質人士作為保健湯水飲用。

麥冬杞菊茶

材料	麥冬 9 克、枸杞子 6 克、野菊花 3 克
功效	清熱降火、滋陰養血
製法	1. 將麥冬稍微搗碎。 2. 連同杞子、菊花置於茶杯中，先用涼開水漂洗。 3. 再沖入600毫升沸水，加蓋燜泡3分鐘即可飲用。
用法	代茶飲用，每日 1 次，反復沖泡飲至味道變淡為止。不拘療程。
方解	麥冬滋陰生津，杞子補肝腎益精血，野菊花清熱降火。三物合用沖泡，每日代茶飲用，較適合潮熱失眠、目赤眼澀之陰虛體質人士日常保健。

起居調攝

陰虛體質的更年期人士特別怕熱、煩熱，因此夏天炎熱天氣應多留室內，多飲水補充水分，夜間盜汗較多者，睡覺時可以開冷氣，保持涼爽舒適的室溫，有助入眠。飲食方面應避免進食辛辣、煎炸食物，以免助火傷津。還要節制房事，不要熬夜，保證充足的睡眠。還要保持情緒穩定，忌惱怒。

痰濕體質保健方案

特徵表現

體形肥胖，腹部肥滿鬆軟，脂肪較多。面部皮膚油脂較多，多汗且黏。胸悶痰多，口黏膩或甜。喜食肥甘甜黏，大便偏爛。舌淡胖，苔膩，脈滑。性格偏溫和、穩重，對梅雨季節及濕重環境適應能力差。

病徵表現

潮熱不明顯，但較為怕熱，白天容易出汗，夜間盜汗較少。部分更年期婦女早晨出現面部和眼皮浮腫，中午或活動後浮腫消褪，且有下肢臃腫。易覺疲倦乏力，上落樓梯或走遠路會氣促胸悶。

保健方案

【保健原則】

痰濕體質人士在更年期以健脾化痰利濕為主，兼以益氣養陰。採用食療藥膳、湯水茶方，以及起居調攝進行日常保健。

【適宜食物與藥材】

食物	粉葛、蓮藕、冬瓜、木瓜、絲瓜、赤小豆、眉豆、玉米、山楂、牛大力、豬骨、豬肚
藥材	茯苓、白朮、蒼朮、黨參、豬苓、淮山、薏苡仁、綿茵陳、木棉花、雞蛋花、芡實、砂仁、陳皮、半夏

【推薦湯水與茶方】

赤小豆薏米排骨湯

材料	赤小豆 30 克、熟薏米 30 克、陳皮 6 克、蜜棗 2 枚、排骨 250 克
功效	健脾化痰利濕
製法	1. 將排骨洗淨斬塊，連同其他材料放入瓦鍋中。 2. 酌加適量清水。 3. 用武火煮沸後，改文火再煲 1 個半小時，加鹽少許，調味即成。
用法	飲湯食肉，每周 2 至 3 次。不拘療程。
方解	赤小豆擅長利水祛濕，是廣東沿海地區常用的煲湯材料；熟薏米偏於健脾燥濕；配合陳皮化痰，蜜棗養血調味，排骨健脾和胃。諸物合用煲湯，較適合肥胖痰多、肢體困倦的痰濕體質人士作為日常保健飲用。

陳皮山楂普洱茶

材料	熟普洱 6 克、陳皮 3 克、山楂 3 克
功效	理氣化痰燥濕
製法	1. 將陳皮和山楂稍微剪碎，連同普洱茶置於茶杯中。 2. 先用涼開水漂洗。 3. 再沖入 600 毫升沸水沖泡，加蓋焗泡 3 分鐘即可飲用。
用法	每日 1 次，反復沖泡飲至味道變淡為止。不拘療程。
方解	熟普洱茶性偏溫，化痰消滯的功效較佳；配合陳皮理氣燥濕，山楂消食導滯。三物合用沖泡，較適合喜食肥膩肉食和甜品的痰濕體質人士飲用。

起居調攝

痰濕體質的更年期人士須控制飲食，儘量少食肥膩肉類、糕點甜品、朱古力，少飲糖分高的飲料等。平時可適量飲茶性偏溫，具有消滯化痰功效的普洱茶、烏龍茶，或有活血功效的紅茶。痰濕體質的更年期人士較易患上「三高」症，所以應定期檢測血壓、血糖、膽固醇、血脂等指標，若有異常應及時求診。

平時應適量運動，以改善機體新陳代謝，保持大小便通常，促進體內水濕痰飲的代謝產物排除體外。

濕熱體質保健方案

特徵表現

形體中等或偏瘦，面垢油光，易生暗瘡。口苦口乾，身重困倦，大便黏滯或燥結，小便短黃。男性易患陰囊潮濕瘙癢，女性易有白帶增多，質稠色黃味臭。舌質偏紅、苔黃膩，脈滑數。性格多心煩氣躁，對夏末秋初濕熱氣候，濕重或氣溫偏高環境較難適應。

病徵表現

濕熱體質的更年期人士可見濕濁和熱邪相兼為患的症狀表現，到了更年期身體又出現陰虛火旺的變化。熱邪與虛火糾纏，潮熱煩熱較為明顯，午後氣溫高的時候出汗多，汗液黏滯，體味較大。部分更年期婦女的月經量偏多，經期延長。

保健方案

【保健原則】

濕熱體質人士在更年期以清熱利濕為主，兼以滋陰降火。採用食療藥膳、湯水茶方，以及起居調攝進行日常保健。

【適宜食物與藥材】

食物	赤小豆、綠豆、眉豆、豆腐、冬瓜、苦瓜、黃瓜、馬蹄、西洋菜、蓮藕、白菜乾、鯽魚、水鴨
藥材	茯苓、白朮、薏苡仁、馬齒莧、芡實、夏枯草、茵陳蒿、粟米鬚、白茅根、白花蛇舌草

【推薦湯水與茶方】

土茯苓綠豆鯽魚湯

材料	鮮土茯苓 150 克、綠豆 30 克、陳皮 6 克、蜜棗 2 枚、瘦肉 200 克、鯽魚 1 條
功效	清熱利濕滋陰
製法	1. 將鯽魚去鱗、鰓及內臟，洗淨後裝入魚袋中。 2. 瘦肉洗淨切塊。 3. 再連同其他材料放入瓦鍋中，酌加適量清水。 4. 用武火煮沸後改文火煲 1 個半小時，加鹽少許，調味即成。
用法	飲湯食肉，每周 2 至 3 次。不拘療程。
方解	土茯苓味道甘甜清潤，是廣東地區常用的煲湯材料，有清熱利水祛濕之效；配合綠豆清熱解毒、祛濕利水，陳皮健脾理氣，蜜棗滋陰調味，鯽魚利水化濁。諸物合用煲湯，較適合怕熱汗多、尿黃便爛的濕熱體質人士作為日常保健飲用。

淡竹葉茅根茶

材料	淡竹葉 6 克、白茅根 6 克、生甘草 3 克
功效	清熱涼血、利水祛濕
製法	1. 將三物稍微剪碎後置於茶杯中，先用涼開水漂洗。 2. 再沖入600毫升沸水，加蓋燜泡3分鐘即可飲用。
用法	每日 1 次，反復沖泡飲至味道變淡為止。不拘療程。
方解	淡竹葉與白茅根均有清心利水之功效，生甘草功能清熱解毒，又能調和茶味。三物合用沖泡，簡便易行，較適合心煩失眠、小便黃短或排尿赤痛的濕熱體質人士飲用。

起居調攝

濕熱體質人士在更年期所出現的不適症狀較多，其中以潮熱、煩熱最為明顯，因此應多留在清涼乾爽的地方，避免太陽曝曬。炎熱夏季或午後夜晚潮熱明顯的時候，可以開冷氣保持清涼的室溫，儘量不讓身體出太多汗。

飲食方面忌食辛辣、油膩和滷水食品，如辣椒、花椒、茴香八角、醃製品等皆屬不宜。

瘀血體質保健方案

特徵表現

體形或胖或瘦，膚色晦暗。色素沉著，面部暗斑明顯，皮膚容易出現瘀斑，口唇暗淡。舌暗或有瘀點，舌下絡脈紫暗或增粗，脈澀。性情容易焦躁，健忘，不耐受寒冷氣候。

病徵表現

由於瘀血阻滯經脈，不通則痛。故瘀血體質的更年期人士常有頭痛、肌肉疼痛等痛症。夜間潮熱較明顯，或有胸悶痹痛。部分更年期婦女月經量多，經色暗黑，血塊較多，多伴有痛經。

保健方案

【保健原則】

瘀血體質人士在更年期以活血通絡為主，兼以滋陰和血。採用食療藥膳、湯水茶方，以及起居調攝進行日常保健。

【適宜食物與藥材】

食物	香菇、柚子、柑子、橙子、玫瑰花、茉莉花、洋葱、芫茜、青皮、紅茶
藥材	桃仁、紅花、香附、佛手、川芎、赤芍、牡丹皮、丹參、益母草、雞血藤

【推薦湯水與茶方】

益母草瘦肉湯

材料	新鮮益母草 50 克、枸杞子 20 克、蜜棗 2 枚、瘦肉 150 克
功效	活血養血
製法	1. 將瘦肉洗淨切塊。 2. 連同其他材料放入瓦鍋中，酌加適量清水。 3. 用武火煮沸後改文火煲 1 小時，加鹽少許，調味即成。
用法	飲湯食肉，每周 2 至 3 次。不拘療程。
方解	新鮮益母草性涼味甘，活血涼血的功效頗佳。配合枸杞子養肝腎益精血，蜜棗養血調味，瘦肉健脾補虛。諸物合而成湯，尤其適合頭痛、潮熱、月經血塊較多、痛經之瘀血體質的更年期婦女人士日常保健飲用。若無新鮮益母草，也可用乾品代替。

玫瑰花茶

材料	玫瑰花 9 克、青皮 3 克
功效	活血化瘀
製法	1. 將青皮稍微剪碎，連同玫瑰花置於茶杯中。 2. 先用涼開水漂洗。 3. 再沖入500毫升沸水，加蓋燜泡3分鐘即可飲用。
用法	每日 1 次，反復沖泡飲至味道變淡為止。不拘療程。
方解	玫瑰花性溫，香味馥郁，功能活血通經；青皮是未成熟橘子的外皮，行氣理氣功效較好。二物合用沖泡，簡便易行，較適合瘀血體質的更年期女士日常調理飲用。

起居調攝

瘀血體質人士最怕寒邪入侵，寒性凝滯，會使到血液運行更加澀滯不暢，加重瘀血阻絡的程度。因此日常起居應避風寒，尤其風大寒冷的冬季，多留在室內，注意保暖。若夏天長時間在冷氣環境中工作，應定時到戶外走動一下，活動身軀四肢，曬曬太陽，令氣血運行暢順。飲食方面忌寒涼冰冷食物和飲料，如魚生、沙律、苦寒涼茶、冰凍飲料等一律少食少飲。

瘀血體質人士在更年期較易出現臟器腫塊，尤其女性易患上甲狀腺結節、乳腺纖維瘤或盤腔腫瘤等。若月經已停閉超過一年，又突然出現陰道出血，應及時就診。

氣鬱體質保健方案

特徵表現

形體瘦者居多，神情抑鬱，情感脆弱，煩悶不樂。舌淡紅、苔薄白，脈弦。性格內向不穩定、敏感多慮，容易情緒緊張，對精神刺激適應能力較差，不適應陰雨天氣。

病徵表現

氣鬱體質人士在更年期的情緒波動比其他體質的人士更為明顯，時常喜怒無常，或無故啼哭，甚至無理取鬧。自我感覺不適症狀也比較多，其中心煩失眠、頭脹頭痛、食慾不振是主要症狀。

保健方案

【保健原則】

氣鬱體質人士在更年期重點以疏肝解鬱為主，兼以滋陰養肝。採用食療藥膳、湯水茶方，以及起居調攝進行日常保健。

【適宜食物與藥材】

食物	香菇、佛手瓜、柚子、橙子、柑子、洋葱、芫茜、玫瑰花、茉莉花、合歡花、玳玳花
藥材	柴胡、枳殼、枳實、陳皮、青皮、郁金、薄荷、綠萼梅、砂仁、木香、香附

【推薦湯水與茶方】

砂仁花生豬肚湯

材料	花生 60 克、砂仁 6 克、陳皮 6 克、生薑 2 片、蜜棗 2 枚、豬肚 半個
功效	疏肝解鬱、理氣健胃
製法	1. 先將豬肚洗淨切塊，出水後用少許料酒輕炒；砂仁稍微打碎。 2. 連同其他材料放入瓦鍋中，酌加適量清水。 3. 用武火煮沸後，改文火煲 1 個半小時，加鹽少許，調味即成。
用法	飲湯食肉，每周 2 至 3 次。不拘療程。
方解	花生是健康有益食品，入饌煲湯皆可，功能健脾養胃；砂仁與陳皮芬香開鬱、疏肝理氣；薑棗行氣養血；豬肚健胃補虛。諸物合用煲湯，較適合情志不暢、胃脹噯氣、食慾不振的氣鬱體質人士日常保健飲用。

薄荷茉莉花茶

材料	薄荷葉 3 克、茉莉花茶 6 克
功效	疏肝解鬱
製法	1. 將薄荷葉稍微剪碎，連同茉莉花置於茶杯中。 2. 先用涼開水漂洗。 3. 再沖入500毫升沸水，加蓋焗泡2分鐘即可飲用。
用法	每日 1 次，反復沖泡飲至味道變淡為止。不拘療程。
方解	薄荷葉偏涼，有疏肝解鬱之效；茉莉花香氣馥郁，有助理氣開鬱，提神醒腦。二物合用泡茶，飲後令人神清氣爽，適合氣鬱體質人士作為日常疏肝調理的簡易茶飲。

起居調攝

日常保健應注重調暢情志，忌抑鬱惱怒。氣鬱體質的更年期人士應學會控制情緒，開闊心境，遇到煩心事情可與親友傾訴，不要把苦悶憋在心裏。多參加社交活動，培養個人興趣，有助於轉移注意力，避免不良情緒積壓。

平時應多做運動，散步、慢跑、游泳、太極拳等都是合適的運動，運動量可根據個人體力進行調節，以自我感覺舒適為度，避免激烈運動。

特稟體質保健方案

特徵表現

容易食物及藥物過敏，或患有哮喘、鼻敏感、風疹、花粉症等過敏性疾病，以及各種家族遺傳性疾病。性格敏感多疑，對環境、氣候變化適應能力較差，容易引發宿疾舊病。

病徵表現

特稟體質人士在更年期由於陰陽失調、氣血陰津不足，較易出現皮膚過敏、風疹瘙癢，或容易傷風感冒，患病後難以痊癒。

保健方案

【保健原則】

特稟體質人士在更年期以扶正固本、益氣養陰為主。採用食療藥膳、湯水茶方，以及起居調攝進行日常保健。

【適宜食物與藥材】

食物	人參花、薄荷葉、枸杞子、炙甘草、蜜糖
藥材	人參、黨參、黃芪、白朮、防風、太子參

【推薦湯水與茶方】

黃芪杞子烏雞湯

材料	黃芪 30 克、枸杞子 20 克、紅棗 5 枚、生薑 2 片、烏雞 半隻
功效	扶正培元、養血滋陰
製法	1. 先將烏雞洗淨切塊；紅棗去核。 2. 將所有材料放入瓦鍋中，酌加適量清水。 3. 用武火煮沸後，改文火煲 1 個半小時，加鹽少許，調味即成。
用法	飲湯食肉，每周 2 至 3 次。不拘療程。
方解	黃芪是中醫常用補氣藥材，亦是煲湯的好材料，功專補肺健脾，補而不燥；配合杞子與紅棗滋陰養血，生薑行氣活血，烏雞補虛養陰。諸物合用煲湯，適合易患感冒、鼻敏感或皮膚敏感的特稟體質人士日常保健飲用。

人參花茶

材料	人參花 3 克、生薑 2 片、蜜糖 半茶匙
功效	扶正固本、益氣驅風
製法	1 將人參花置於茶杯中，先用涼開水漂洗一次。 2 放入薑片和兑入蜜糖。 3 用 400 毫升沸水沖泡，加蓋焗泡 2 分鐘左右即可飲用。
用法	每日多次，飲至茶味變淡為止。不拘療程。
方解	人參花補氣生津，生薑行氣驅風，蜜糖養陰和營。三物相配，收扶正固本、益氣驅風之效，較適合體弱早衰、易患過敏性疾病的特稟體質人士日常保健飲用。

起居調攝

飲食方面儘量少食容易引起過敏的食物，如蝦蟹、鵝、羊肉等。亦忌生冷寒涼食物。平時多飲溫開水，多食新鮮蔬果，每天保持大便通暢。春天花開和秋冬季節，可帶口罩或圍巾，避免花粉吸入和風寒外襲。適量多運動，增強體質，預防傷風感冒。

本書主要參考文獻
1．張玉珍。《中醫婦科學》·北京：中國中醫藥出版社，2013。
2．李冀。《方劑學》·北京：中國中醫藥出版社，2012。
3．劉清國，胡玲。《經絡腧穴學》·北京：中國中醫藥出版社，2012。
4．王琦。《中醫體質分類與判定》標準的建立：中華中醫藥學會網站，2009。
5．中華人民共和國衛生部疾病控制司。《中國成人超重和肥胖症預防控制指南》·北京：人民衛生出版社，2006。

出版社提示

本書之出版，旨在普及醫學知識，並以簡明扼要的寫法，闡釋在相關領域中的基礎理論和實踐經驗總結，以供讀者參考。基於每個人的體質有異，各位在運用書上提供的藥方進行防病治病之前，應先向家庭醫生或註冊中醫師徵詢專業意見。

專家應診

戰勝更年期綜合症

編著

梁浩榮

編輯

Sherry、龍鴻波

設計

Venus

排版

劉葉青

出版者

萬里機構出版有限公司

香港鰂魚涌英皇道1065號東達中心1305室

電話：2564 7511

傳真：2565 5539

電郵：info@wanlibk.com

網址：http://www.wanlibk.com

http://www.facebook.com/wanlibk

發行者

香港聯合書刊物流有限公司

香港新界大埔汀麗路 36 號

中華商務印刷大廈 3 字樓

電話：2150 2100

傳真：2407 3062

電郵：info@suplogistics.com.hk

承印者

中華商務彩色印刷有限公司

香港新界大埔汀麗路 36 號

出版日期

二零一八年一月第一次印刷

ISBN 978-962-14-6559-7